atopic dermatitis

〈新版〉
患者に学んだ成人型アトピー治療

◆難治化アトピー皮膚炎の脱ステロイド・脱保湿療法◆

佐藤健二 著
阪南中央病院皮膚科部長

$C_{21}H_{28}O_5$　　$C_{21}H_{30}O_5$

つげ書房新社

症例 1

20--年4月14日

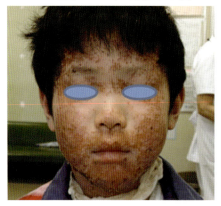

20--年5月14日

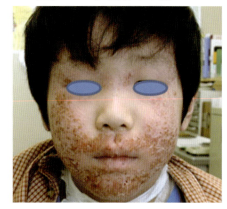

20--年6月4日

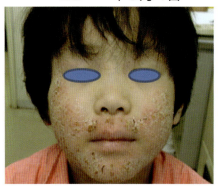

20--年6月16日

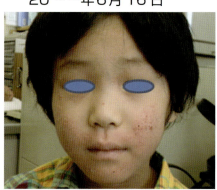

20--年7月7日

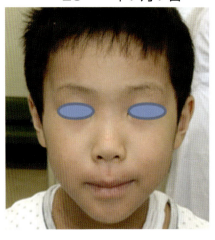

20--年10月21日

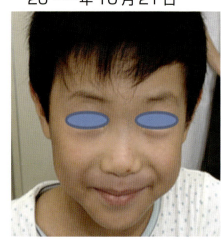

20− −年3月3日初診、3月10日ステロイド離脱、3月24日保湿離脱。

4月14日、体幹はガーゼで覆われ、ガーゼは滲出液で皮膚に固着していた。

4ヵ月で顔貌は不安から喜びに変化。

外来通院のみで治療。

20− −年5月14日

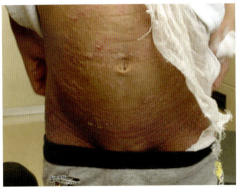

20− −年7月7日

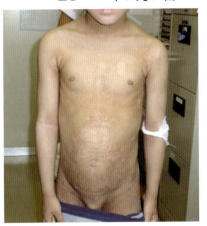

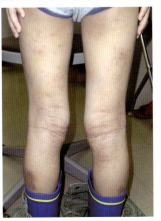

20− −年10月21日

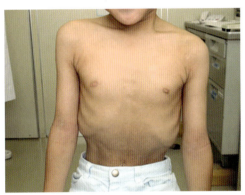

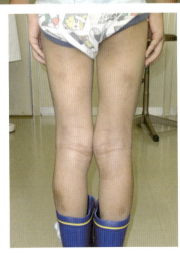

症例2

20ーー年8月20日

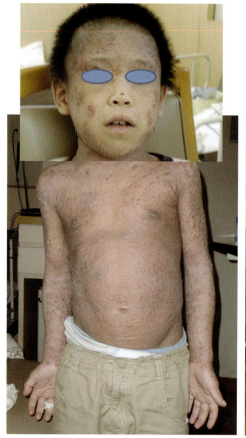
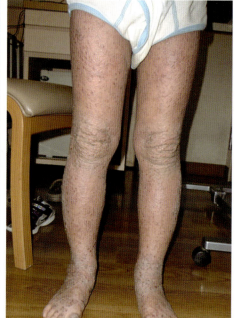

20ーー年8月20日入院、ただちにステロイドと保湿離脱。
痒疹が全身に多発している。

20ーー年11月10日

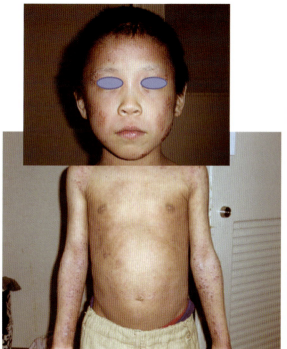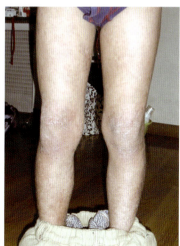

20ーー年11月10日かなり改善して退院。

20――年3月31日

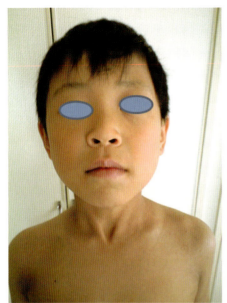

1年半後、20――年3月31日撮影の写真が家族より送られてきた。色素沈着のみ残る。

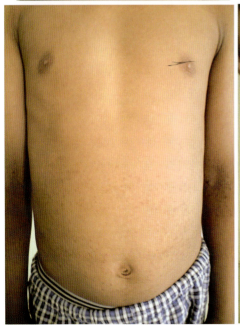
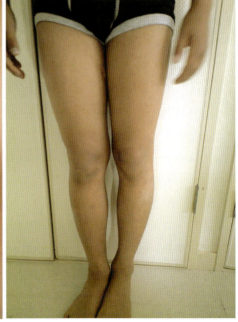

症例3

3月10日
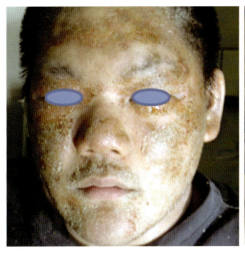

3月27日
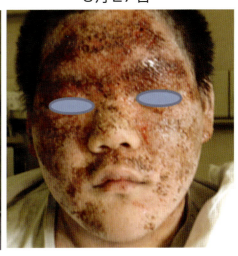

20－－年3月6日入院、ただちにステロイドと保湿離脱。
3月27日は滲出液から出血に変化し、改善を示す。
5月8日、2ヵ月で退院。
20－－年7月30日、別件で受診時に撮影。

5月8日
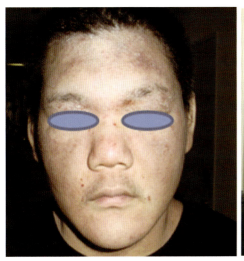

7月30日
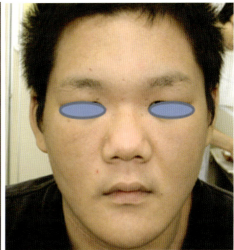

〈新版〉患者に学んだ成人型アトピー治療
―― 難治化アトピー性皮膚炎の脱ステロイド・脱保湿療法

目次

新版にあたって ……………20
序章　プロローグ ……………22

第1章　脱ステロイド・脱保湿は何をするのか ……………27
1. ステロイド離脱　28
2. プロトピック離脱、ネオーラル（免疫抑制剤）離脱　30
3. 保湿離脱　31
4. アトピー性皮膚炎の原因をアレルギーと考えないこと　33
5. アトピー性皮膚炎の原因と自然治癒　34
6. 規則正しい生活　34
7. 食物制限はなし　34
8. 水分制限　35
9. 理学療法　36
10. 皮疹の経過を知ること　37
11. 精神的・肉体的ストレスを減らす　38
12. 精神的に落ち込まないこと　38
13. 入浴の限定的利用　39
14. 止痒剤、睡眠剤の適切な使用　39
15. 皮膚の保護　40
16. 発熱と細菌・ウイルス感染に注意　41
17. 洗剤からの皮膚の保護　41
18. 爪切り励行　42
19. 周囲の人間は「搔くな」とは言わない　42
20. サプリメント、漢方　43
21. 嗜好品　43
22. その他の知っておくべきこと　44

第2章　難治化アトピー性皮膚炎 ……………45
1. 「難治化アトピー性皮膚炎」とステロイド依存性皮膚症　45
   (1) 難治化アトピー性皮膚炎 ＝
       本来のアトピー性皮膚炎 ＋ ステロイド依存性皮膚症　47
   (2) 外用ステロイド離脱症状とその機構　48
   (3) 薬疹と受け入れられにくい理由　49

(4) 依存性　*49*
　　(5) 離脱症状の強い条件　*51*
　2．依存性（dependence）と作用減弱現象（tachyphylaxis）の違い　*51*
　3．保湿依存症　*53*
　　(1) 保湿の方法　*53*
　　(2) 脱ステロイド中、保湿がよくないことは理解しがたい　*54*
　4．成人期のアトピー性皮膚炎（難治化アトピー性皮膚炎との区別）　*56*
　　(1) 幼児期などでのステロイド外用歴の確認は困難　*57*
　　(2) 幼少期ステロイド外用の重大な影響　*58*
　5．ステロイドによる皮疹の抑制と
　　　ステロイド皮膚症としての皮疹の保持　*59*
　6．脱ステロイド・脱保湿療法はステロイドの副作用を治療するが、
　　　アトピー性皮膚炎を直接に治療するものではない　*60*
　7．幼児にも起こる　*60*
　8．難治化アトピー性皮膚炎の発症頻度　*62*
　9．接触皮膚炎の合併は？　*64*
　10．アトピー性皮膚炎はアレルギー疾患か？　*65*
　　(1) Sulzbergerの定義の間違い　*67*
　　(2) アレルギー説の根拠とされるもの　*67*
　　(3) IgE関与の薄い根拠　*67*
　　(4) 吸入アレルゲンなど　*68*
　　(5) IgE依存過敏反応　*69*
　11．社会の諸矛盾の反映　*70*

第3章　脱ステロイド …………*74*
　1．脱ステロイドの二つの意味　*74*
　2．脱ステロイド・脱保湿の完了時期をいつ実感しうるか？　*75*
　3．脱ステロイド・脱保湿療法を行う心構え　*77*
　4．ステロイド離脱の方法　*78*
　　(1) 色々なステロイド離脱方法　*78*
　　(2) 小児、妊婦、接客業など　*80*
　5．脱ステロイド療法の成功率　*81*
　6．離脱後の皮疹悪化の捉え方。ステロイド離脱症状か

アトピー性皮膚炎の悪化か？　*83*

第4章　脱保湿 ……………*86*
　1．保湿依存症とは？　*86*
　2．脱軟膏（脱保湿）に思い至った経過　*87*
　3．いろいろな保湿方法　*89*
　4．脱保湿を医師が受け入れにくい理由　*90*
　5．保湿はよい場合と悪い場合がある　*91*
　6．保湿依存の無意識的認識　*92*
　7．保湿離脱の方法　*93*
　　(1)　方法の概略　*93*
　　(2)　時刻、間隔について　*94*
　　　①　入浴直後に1度だけの外用回数に減らす　*94*
　　　②　入浴後外用までの時間を1週間ごとに1時間ずらす　*94*
　　　③　何日かに1度外用する　*94*
　　(3)　外用面積・部位・量などを変える　*94*
　　　①　面積　*94*
　　　②　面積あたりの外用量　*95*
　　　③　外用部位　*95*
　　　④　非露出部離脱　*95*
　　　⑤　軟膏以外の保湿離脱　*95*
　　(4)　脱保湿の完了時期の判定はむつかしい　*96*
　8．生下時からの保湿剤外用　*96*

第5章　免疫抑制剤（プロトピック軟膏とネオーラル）
　　　　　　　　　　　　　　　　　　の問題点 ……………*97*
　1．プロトピックの問題点　*97*
　2．プロトピック依存症とプロトピック離脱　*99*
　　(1)　依存症　*99*
　　(2)　離脱症状　*99*
　　(3)　プロトピックによるステロイド離脱は可能か　*100*
　　(4)　免疫抑制剤による保湿離脱は可能か　*100*
　　(5)　プロトピックの小児への保険適応　*101*

第6章　口渇と水分制限（調節）……………103
1．水分制限上の注意　*104*
2．夜間に水をできるだけ摂らないこと　*105*
3．成人期最重症患者の水分調節　*106*
4．口渇の原因　*107*
5．ラシックス（ナトリウム利尿剤）で瘙痒軽減　*108*

第7章　細菌・ウイルス感染対策……………*109*
1．細菌感染の皮疹　*109*
2．細菌感染以外との鑑別　*110*
3．MRSA感染　*110*
4．MRSAへの抗生剤パック　*111*
5．黄色ブドウ球菌を減らしてもアトピーはよくならない　*111*
6．消毒剤の刺激性　*112*
7．ウイルス感染対策　*112*

第8章　入浴の限定的利用……………*114*
1．入浴の目的　*114*
2．入浴時の注意　*114*
3．入浴方法　*115*
4．洗い方　*116*
5．頻回の入浴は避ける　*117*

第9章　理学療法……………*118*
1．理学療法の意義　*118*
2．理学療法での注意事項　*118*

第10章　痂皮鱗屑をはぎ取る癖をなくす……………*120*
1．痂皮や鱗屑は無理に取らない　*120*
2．髭剃り　*121*
3．表皮内蛋白の正常化　*121*

第11章　滲出液を拭き取らない …………122
　1．滲出液をガーゼで固定　*122*
　2．ティッシュペーパー使用禁止　*123*

第12章　周囲の人間は「掻くな」と言わないこと …………124
　1．掻いても皮膚はよくなっていく　*124*
　2．掻いてもいいから夜は眠ろう　*125*
　3．布では掻かないこと　*125*

第13章　アトピー性皮膚炎患者の掻破癖 …………127
　1．痒みの感覚　*127*
　2．痒みの種類　*128*
　3．二つの掻破癖　*128*

第14章　不眠対策 …………130
　1．不眠の程度　*130*
　2．脳の睡眠中枢　*130*
　3．実際の不眠対策　*131*
　4．睡眠薬の使い方　*132*

第15章　ステロイドと保湿離脱時の皮疹の経過 …………134
　1．皮疹の継時的変化認識の重要性　*134*
　2．皮疹の一般的経過　*135*
　3．患者が誤解する「見た目の悪さ」と「自覚症状の悪さ」　*136*
　　(1)　見た目の悪さ　*136*
　　(2)　自覚症状の悪さ　*136*
　4．ステロイド外用部位以外での皮膚の反応（遠隔皮膚の連絡反応）　*137*
　5．手指は最も外用の多いところ　*138*
　6．部位による皮疹改善の時間的ずれ　*139*
　7．痂皮化の時間の短縮　*139*
　8．皮疹評価は自覚症状（痒み、痛みなど）ではなく
　　　　他覚症状で（皮疹改善には一定の順序がある）　*140*
　9．部位別皮疹改善の経過　*140*

(1) 顔面　*140*
　① 湿った紅斑・糜爛(びらん)　*141*
　② 痂皮化と亀裂(きれつ)　*141*
　③ 痂皮の小型化と色素沈着　*143*
　④ 鱗屑形成と皮脂出現　*143*
　⑤ 皮疹の種類の違いによる皮疹変化の時間的ずれ　*144*
　⑥ 治りの遅い部分：額、眼瞼、頬、耳　*144*
(2) 頚部　*145*
(3) 肘窩膝膕(ちゅうかしつこく)　*145*
(4) 手　*146*
(5) 乳頭と乳輪　*147*
(6) 特殊な皮疹について　*147*
　① 四肢体幹の毛孔一致性（汗孔一致性もあるかもしれない）丘疹の評価　*147*
　② 痒疹や貨幣状湿疹の経過　*148*
　③ リング状（白癬様）皮疹　*148*
　④ ビラン性丘疹結節皮膚症様皮疹　*149*
　⑤ 白色皮膚描記症　*149*

第16章　ステロイド・保湿離脱後、自宅生活上の注意　*150*
1．退院後の皮疹悪化　*150*
2．退院後の水分調節継続（「第6章　口渇と滲出液対策」を参照のこと）　*151*
3．昼型生活を維持すること　*152*
4．規則的な食事摂取　*154*
5．飲酒やコーヒーはいいか？　*154*
6．復職時の勤務時間の制限　*155*
7．労働時間による食事時間の調節困難　*155*
8．いつまでも保湿をしてはいけないのか？　*156*
9．温泉　*157*

第17章　アトピー性皮膚炎は「皮膚の適応性増殖調節不全症候群」？　*158*
1．皮膚の適応性増殖調節不全症候群　*158*
2．自然治癒の原理　*159*

第18章　精神神経的問題 …………160
1．アトピー性皮膚炎患者の精神的不安定性　160
2．精神と皮膚悪化とのつながり　160
3．いろいろな精神的ストレス　161
4．離脱失敗に陥りやすい患者や家族の性格　162
5．難治化アトピー性皮膚炎の増加と精神心理問題　163
6．患者は精神の内面を表出すべき　164
7．脱ステロイド・脱保湿時の皮膚悪化と脳幹との関連　164

第19章　脱ステロイドと全身状態との関係 …………167
1．脱ステロイドを断念すべき状態　167
　(1)　心不全　167
　(2)　腎不全　168
　(3)　その他の臓器不全　168
　(4)　視床下部・下垂体・副腎系の不全　169
2．合併症への治療が脱ステロイド治療を促進する　169
　(1)　生理不順　169
　(2)　鉄欠乏性貧血　170
3．脱ステロイド中に症状を悪化させる状態　170
　(1)　感冒　170
　(2)　生理（メンス）と排卵　171
4．脱ステロイド中に患者を不安にする状態　171
　(1)　体温上昇　171
　(2)　アミロイド苔癬　171

第20章　民間療法の評価 …………172
1．プラセボ効果とホーソン効果は否定できない　172
2．サプリメント　172

第21章　アトピービジネス批判 …………174
1．何が批判されるべきか　174
2．脱ステロイドがアトピービジネスを興隆させたか？　175

3．ステロイド皮膚症と診断しない施設での
  　　　　　　　　　ステロイド皮膚症の調査　*176*
  4．日本皮膚科学会主流派がステロイド治療に固執する本当の理由　*177*

第22章　漢　方 ……………*181*
  1．日本の医薬品として漢方を導入した過程の問題　*181*
  2．漢方の副作用、偽アルドステロン症　*181*
  3．漢方がもてはやされる理由　*182*
  4．漢方の考え方の根本的な欠陥　*183*

第23章　幼小児の問題 ……………*186*
  1．アトピー性皮膚炎の発症率の変化　*186*
  2．小児でのステロイドや免疫抑制剤の使用　*187*
  3．幼小児アトピー性皮膚炎の初診時治療区分　*188*
   (1) ステロイド未使用　*188*
    ① 皮膚の乾燥　*188*
    ② 5mm未満の痂皮のある皮疹　*189*
    ③ 5mm以上の痂皮やビランを伴う皮疹　*189*
   (2) ステロイド外用中　*189*
   (3) 過去にステロイドを使用したが、悪化時不使用で保湿剤も不使用　*189*
   (4) 過去にステロイドを使用したが、悪化時不使用で保湿剤は使用中　*190*
  4．乳児湿疹、小児乾燥性湿疹とアトピー性皮膚炎との異同について　*190*
  5．掻破抑制とストレス蓄積　*191*
  6．家族全員の協力　*192*
  7．小児の皮疹分類　*193*
  8．子どもがアトピー性皮膚炎と診断された時にどう受け止めるか　*195*
  9．乳幼児の食事問題　*196*
   (1) アレルギー現象は生物反応のごく一部　*196*
   (2) 免疫グロブリンE（IgE）の検査　*196*
    ① IgE-RAST検査　*196*
    ② IgE-RIST検査　*197*
   (3) IgE抗体陽性でもアレルギー現象が起こらないことが圧倒的に多い　*197*
   (4) 嘔吐・下痢などの消化器症状はアレルギーでないことのほうが多い　*199*

(5) 顔が赤くなる理由　*199*
　　(6) 食後に湿疹が悪くなる要因　*200*
　　(7) 離乳食のはじめ方　*201*
　　(8) 蛋白質をたくさん食べさせること　*201*
　10．母の専業主婦化による子どもへの過干渉　*202*
　11．抗菌グッズの悪影響　*203*
　12．掻破予防のお面やガーゼ保護　*203*

第24章　アトピー性皮膚炎悪化あるいは改善遅延要因のチェックリスト …………*205*
　1．全身に関係のあること　*205*
　2．環境に関係のあること　*207*
　3．精神心理に関係のあること　*208*
　4．皮膚に関係のあること　*208*

第25章　脱ステロイドに対するさまざまな立場 …………*212*
　1．脱ステロイド反対派　*212*
　　(1) A（日本皮膚科学会中枢部の教授など）　*212*
　　(2) B（一般の大学教授など）　*215*
　　(3) C（一般の皮膚科医・小児科医など）　*216*
　　(4) D（若手医師）　*217*
　2．脱ステロイド放置派　*218*
　　(1) E（真面目直感型医師）　*218*
　　(2) F（真面目客観型医師）　*219*
　3．脱ステロイド賛成派　*219*
　　(1) G（ステロイド自粛短期使用型医師）　*219*
　　(2) H（受身脱ステロイド派医師）　*220*
　　(3) I（脱ステロイド保湿維持派医師）　*221*
　　(4) J（脱ステロイド脱保湿派医師）　*221*

第26章　脱ステロイド運動 …………*222*
　1．アトピー性皮膚炎における脱ステロイド問題の社会的はじまり　*222*
　2．皮膚科医はステロイド外用剤使用の専門家か？　*223*

3．日本皮膚科学会アトピー性皮膚炎治療ガイドラインの実体　*224*
　4．皮膚科医の外用好き　*226*
　5．他疾患でのステロイド使用　*226*
　6．真実は政治的発言でも臆することなく述べるのが倫理的である　*228*
　7．脱ステロイド運動の目標　*229*
　⑴　医療現場の流れ　*229*
　⑵　日本皮膚科学会側の対応策　*230*
　⑶　現在の最重要課題　*230*

第27章　2002-2030 実践的「アトピー性皮膚炎」治療ガイドライン ……………*232*

　1．本ガイドラインの背景　*232*
　2．アトピー性皮膚炎の定義　*233*
　3．治療の前提　*234*
　4．アトピー性皮膚炎の治療　*235*
　⑴　ステロイド使用経験のある患者の治療　*235*
　⑵　ステロイド未使用患者の治療（第23章、3.参照）　*235*
　5．アトピー性皮膚炎の基本外用剤など　*238*

第28章　発疹学（皮疹の記載に関する決めごとを述べたもの）……………*240*

　1．原発疹（一次的に出現する皮疹）　*240*
　　　斑、丘疹、結節、腫瘤（腫瘍）、嚢腫、水疱、膿疱、膨疹
　2．続発疹（二次的に出現する皮疹）　*242*
　　　表皮剥離・掻破痕、糜爛、潰瘍、膿瘍、亀裂、鱗屑、痂皮、胼胝、瘢痕、萎縮、局面、苔癬化

終章　エピローグ ……………*244*

　【用語解説】……………*247*

新版にあたって

　ようやく新版を出すことができました。旧版を読み直しますと、忙しい時に一気に書き上げたことが分かる至らない所が随所に見られ、赤面しています。しかし、このような本でも、これによって多くの人々がステロイド地獄から抜け出ていただけていたなら著者の望外の喜びであります。

　本書の題を『〈新版〉患者に学んだ成人型アトピー治療──難治化アトピー性皮膚炎の脱ステロイド・脱保湿療法』と変更し、本文の中では「成人型」をすべて「難治化」にいたしました。その理由は、「成人型」では成人型の意味を付け加えなければ分からないことと、成人だけではなく年齢を問わず幼小児から老人までにステロイドの副作用が広がり難治化しているからです。

　新版で一番大きく変えた点は、脱ステロイド・脱プロトピック・脱保湿療法で何をしたらよいのかを第１章にまとめたことです。脱ステロイド・脱保湿療法が簡単なものでもなく楽なものでもないことが分かっていただけると思います。その他の改定内容は、内容の重複をできるだけ避けたこと、記述内容を適切な場所に移したこと、新しく分かってきた内容（例えば、妊娠中にかなりステロイド外用をすると低体重児が生まれやすいこと、細菌感染症がない場合に皮膚を消毒滅菌してもアトピー性皮膚炎はよくならないこと、2009年版ガイドライン筆頭著者が発表したアトピー性皮膚炎へのステロイド外用治療成績の悲惨な結果を示したことなど）を付け加えたこと、阪南中央病院での入院患者さんの治療成績を含めたこと、そして、自然治癒がなぜ起こるかの試案を出したことなどです。

　これから脱ステロイドをはじめようと考えておられる方はまず第１章を読み、大まかな考え方を知っていただけたらと思います。そして、第１章と関連のある部分を後ろの章で詳しく検討してください。すでに脱ステロイド治療に入られた方もおられるでしょうし、もう治ってしまったと思われている方もおられるでしょう。早くよくなるために、また再

び悪化しないために、そしてステロイド外用剤や免疫抑制剤（外用プロトピックや内服ネオーラル）による被害が少しでも少なくなるように、新版によってさらにお手伝いができれば嬉しく思います。

　本書に関連したウェブサイトは以下です。参考にしてください。
 1. atopic ホームページ
    http://atopic.info/
 2. atopic の mixi
    mixi（http://mixi.jp/）内「脱ステロイド・脱保湿療法」コミュニティ
 3. atopic の BLOG
    http://ameblo.jp/atopic0709/
 4. atopic の facebook
    http://www.facebook.com/atopic.info
 5. atopic の Twitter
    http://twitter.com/atopic_honbu
 6. atopic の掲示板：近畿中央病院・阪南中央病院 アトピー患者の交流の輪を広げよう
    http://8617.teacup.com/atopy/bbs

序章　プロローグ

　1970年代後半、一部の女性が化粧下としてステロイド外用剤を使用し、ツルツルの肌を作り、化粧ののりをよくしていた。化粧下としてのステロイド外用剤を何かの理由で中止すると激しいステロイド離脱症状が生じた。このようなステロイド外用剤の副作用の一面を照らし出したのは30余年も昔のこととなってしまった。このとき、日本の皮膚科学会では、ステロイド外用中の皮膚が示した皮膚萎縮、紅斑、毛細血管拡張から、酒さ様皮膚炎という副作用名を付け、化粧下的使用の危険性を広報した。しかし一方で、外用を中止すると激しい離脱症状が起こることを重視しようとはしなかった。この時期は新しいより強力なステロイド外用剤の開発時期だったのである。私も若かったその頃はアトピー性皮膚炎にステロイドは効くという治療研究をしていた。そして、その当時には5年・10年後の副作用などということにはまったく思い至らなかった。今ではそれに気づき、自己批判的にこのような書物を書いている。後になって知ったことであるが、当時、欧米ではステロイド外用剤の副作用のうち外用中止時の激しい離脱症状にも目が向けられており、ステロイド外用剤の離脱症状とともに麻薬的性格（addiction）も皮膚科学雑誌に記述されている。

　1985年頃、私は日本皮膚科学会の広報が功を奏し、1979年以降にはステロイド外用剤による副作用は相当減少し、好ましい方向に向かっていると予想した。これを確かめるために、大阪大学医学部皮膚科外来カルテからステロイド外用剤による副作用症例を抜き出し、その年次推移を調べた。予想に反してステロイド外用剤による副作用は減少しておらず、調査の最後の年には1.5倍に増加していた。不思議な結果であったので、ステロイド外用剤の副作用に対して医師がどの程度注意を払っているかを調べた。ほとんどの症例は、皮膚科医を含め多くの医師を経由

していたが、副作用と指摘されることなく最後に大学病院を受診していた。医師はステロイド外用剤の副作用を軽視している、あるいは見逃していることが非常に多いと結論付けざるをえなかった。

　副作用を示していた症例がもともとどのような疾患でステロイド外用をはじめていたかに興味が湧き、カルテ記述から原疾患を推測した。最も多かった疾患はアトピー性皮膚炎（atopic dermatitis：AD）であり、第二番目は脂漏性皮膚炎であった。この順序は他の施設（日本大学医学部皮膚科）でも同様の結果であった。皮疹の再発が多く長期に症状が持続する皮膚疾患に、ステロイド外用剤を長期使用することが要因として浮かび上がり、このような疾患においては問題の発生しうることを示していた。

　多くの皮膚科医がステロイド外用剤の副作用に注意を払っていない状況を考えると、できるだけ副作用を出さないステロイド外用剤の有効な使用方法を知る必要があると考えた。そのためには、原疾患の症状変化とステロイドによる疾患の症状変化とを区別しなければならない。そして、「皮膚科の臨床レベルでの、ステロイド外用剤長期連用による病像変化の把握」が非常に重要になると考えた。特に、上記調査で副作用を一番多く伴っていたアトピー性皮膚炎に関しては、「近年問題となっている成人型アトピー性皮膚炎の病像変化について」その意味するところを検討することも重要であると思った。アトピー性皮膚炎は、慢性的な疾患であり、発生頻度が人口の20％程度もあるので、アトピー性皮膚炎に対するステロイド治療を軽々しく扱えば、大変な社会問題になるかもしれないと危惧した。そこで、ステロイド外用剤によるアトピー性皮膚炎の病像変化を注意深く観察していくことをそれ以後の自分の重要な一課題とした。

　このような問題意識を持った後、「よくならない」として送られてくる軽症小児アトピー性皮膚炎症例のほとんどには、皮膚の萎縮、毛細血管拡張、桃色の淡い紅斑など、ステロイド外用剤の副作用が認められた。受診患者のステロイド外用歴を聞き、外用の既往のある患者すべてに対してステロイド外用の中止を指示すると、一時的に皮疹の悪化が見られ

るが、しばらくするとほとんどの症例で皮疹が非常に改善した。

　このような経験をしている時、ある施設から「尋常性乾癬」と診断されていた2歳の小児患者が紹介受診した。銀白色のうろこ状鱗屑はどこにもなく尋常性乾癬ではないと判断した。年齢から判断すると強い成長抑制があり、身長は低く体重も少なかった。外用ステロイドが全身的に吸収され、副腎抑制が起こり、成長抑制を来たしたと判断した。ステロイド外用を中止し、アズノール軟膏を外用させた。しばらくすると激しい落屑は消失し、発赤が残るのみとなった。転居により他医を受診するようになり、そこでアズノール軟膏を中止すると発赤も消失し成長ももとへ戻った。この症例によって、長期ステロイド外用による重症副作用症例でも、脱ステロイドでよくなることが分かった。また、ステロイド中止後、アズノール軟膏を外用し続けていると発赤が残るが、それを中止するとすべての皮疹が消えたことに不思議な感じを抱いた。

　私の脱ステロイド療法はこのような経緯ではじまった。脱ステロイド療法の二重盲検試験ができれば統計学的にも確実なデータとしてその効果を示すことができるが、これは不可能である。何も使用しないことの対照は「何かを使うこと」であり、何が対照であるかが分かるので盲検になりえないからである。従って、この治療方法の有効性は治癒率で評価する以外にはなかった。他施設との比較検討調査を試みようとしたが、残念ながらうまくいかなかった。脱ステロイド治療をはじめていくらか経ったときには、すでに難治化アトピー性皮膚炎患者の受診機関には偏りができはじめており、ステロイド外用剤の使用を希望しない人々は特定の医療機関しか受診しなくなっていた。私のいる所もこのような患者の受診機関となっていた。何年、何十年とステロイドを使用してきてよくならず疲弊している人々に、科学的な研究では対照がいるという理由で、本人の一番嫌いなステロイド外用を強制することには倫理的な問題を感じた。パイロットスタディーでほとんどの人々がよくなる場合には、ステロイドを使用するあるいは再開するコントロールデータの存在に意味があるのかどうかも疑問であった。従って、私が所属する医療機関内でステロイド使用不使用の二つの治療の比較を行うことができな

かったため、脱ステロイド療法の研究では普通に行う研究のスタイルを取らなかったし、また取れなかった。

当時、離脱症状の軽減方法の開発は急がれたが、治療方法の改善は、症例を細かく観察することを通じてでしか行えなかった。試行錯誤を繰り返しながら一般化しうることを知識として積み重ね、現在に至っている。その過程で蓄積されてきた内容が本書に記述されている。

現在、疑問に思っていることが一つある。20歳前後に脱ステロイド受診患者の大きなピークがあるが、30歳をすぎると受診患者は少なくなっていることである。ステロイドを外用し続けていても年齢とともにステロイドに適応してゆき、問題がなくなっているのであろうか。あるいは、現在のピークの裾野が広がり、ピークも高齢者側に偏っていくのであろうか。50歳代の難治化アトピー性皮膚炎の人もいるが、この人々は難治化アトピー性皮膚炎になりやすい人々のサブグループに属するのであろうか？　この答えは時間が教えてくれるであろう。

本書は主として入院による脱ステロイド・脱保湿療法について述べたものである。本療法は、外来通院でも可能であるが、重症になると入院した方がよい場合が多い。入院治療を行うには、専門的知識を持つ医師の指導と、訓練された病棟看護師の見守りと、脱ステロイドに理解のある呼吸器内科（喘息が問題となる）、小児科、眼科（アレルギー性結膜炎、白内障などが問題となる）、耳鼻科（アレルギー性鼻炎が問題となる）、心療内科（うつ状態や精神的ストレスなどが問題となる）など他科との連携が不可欠である。

最後に、ステロイドを使いたくないといっている患者の行動を「ステロイド忌避（きらいさけること）」という言葉で皮膚科医などが表現していることについて一言述べたい。私の所で脱ステロイド・脱保湿を行って1、2ヵ月経過した患者が「すべての外用を中止すれば1ヵ月ちょっとでこんなに痒みが減り、皮膚がよくなってしまった。私はこの10年間、一体何のために皮膚科に通い、ステロイドを外用してきたのかとつくづく思う。皮膚科へ行けば『きちんとステロイドを塗ってないのと違うか』『もっと真面目に治療せなあかん』などと怒られっぱなしだった。

きちんと塗ってもいたし、言われた通りに保湿もしてきました。医師は私の言うことを信じてくれませんでした。だから、時には民間療法にも高いお金を使っていました」と言う。そして、「腹は立つけど医師に直接文句は言いにくいです」と言って自分を慰めている。忌み嫌われているのはステロイドであろうか、それとも患者の訴えを聞くことができず皮疹の変化を認識できないステロイド一点張りの医師なのであろうか。ステロイドの新しい副作用を認識できずまたその副作用に対する治療を知らない皮膚科医は、ステロイド外用剤を上手に使用する専門医とは決して言えない。

第1章　脱ステロイド・脱保湿は何をするのか

　難治化アトピー性皮膚炎は、ステロイド外用によって生じたステロイド依存性皮膚症（ステロイド外用を常に行わなければ正常の皮膚機能を維持できない、皮膚がステロイドに依存した状態）を合併するアトピー性皮膚炎で、そのほとんどの患者は保湿依存症（皮膚の表面を常に湿らせていなければ生活しにくい、保湿に対する依存状態）を伴う。プロトピックやネオーラルなどの免疫抑制剤を使用している人にあっては、それらに対する依存症を合併する。

　難治化アトピー性皮膚炎に対する脱ステロイド・脱保湿療法とは、外用ステロイド剤（プロトピックやネオーラルなどの免疫抑制剤使用者にあっては免疫抑制剤も）や保湿を中止することにより、ステロイド依存性皮膚症、免疫抑制剤依存症、保湿依存症を軽減・消滅させ、アトピー性皮膚炎が自然治癒に向かえるようにする治療法である。ステロイド外用や保湿剤を中止すると、数ヵ月は強い離脱症状の出現することがほとんどで、その症状が過ぎると軽度のアトピー性皮膚炎の症状が残るが、日常生活は可能な安定した状態になる。残った症状は、何年もの間軽い悪化改善を繰り返しながら徐々に消失していく（以後、脱ステロイド・脱保湿という場合、特に言及がない限り、免疫抑制剤使用者にあっては免疫抑制剤からの離脱を含んだ言葉と理解されたい）。

　脱ステロイド・脱保湿療法を成功させるためには、ただ単にステロイドや保湿を止めるだけでは不十分で、本章で述べること全体を実施する必要がある。これらを行わなければこの療法の成功が難しくなるか、治るのに長時間が必要となる。以下に必要な事項を列挙し簡単に説明する。成人に対することを中心に記述するが、必要な場合は小児についても補足する。この治療は脱ステロイド・脱保湿療法をよく知った医師の

指導の下に行う方が安全である。

　脱ステロイド・脱保湿療法はステロイド外用による副作用を治療するが、アトピー性皮膚炎を直接に治療するものではないことに留意すべきである。

　症状がよくなっても、本章に記されていることを継続して実施すべきである。脱ステロイド・脱保湿療法の完了時期（ステロイド依存と保湿依存の消失）の判断は難しく、安易にこの治療法を中止すべきではない。なお、脱ステロイド・脱保湿療法という言葉は、ステロイド依存や保湿依存が消失するまでの全経過を意味する。ステロイドや保湿剤の外用を中止することは、離脱あるいは中止という言葉を使用することにする。離脱症状とは、ステロイドやプロトピック、保湿を中止した後に皮疹が安定化するまでのおおむね2～3ヵ月の間の症状を意味する。

　それぞれの項目は第2章以下に詳述されているので、熟読されたい。

1. ステロイド離脱

(1) ステロイド外用剤の中止

① 一気に中止する方法（3つあり）
・ステロイドと保湿を同時に中止
・ステロイド中止で保湿継続。皮疹が悪いなりに安定した後に保湿中止（12歳未満向き）。ステロイド中止後、平均7日で離脱症状のピークが出現。保湿中止後、平均5日で離脱症状のピークが出現
・保湿中止でステロイド継続。皮疹が安定した後にステロイド中止（12歳以上向き。理解があれば小児でも可能）

② 徐々に中止する方法（小児や妊婦向き）
　ステロイドや保湿剤を徐々に減量する
　1日に塗る回数、部位、面積、量を徐々に減らす
　社会生活（通勤通学など）を続けながらでは、まず服で隠れた部分の

外用を中止する。服で隠れた部分の改善が確認できれば顔、首の外用を中止する

注意： 医師の診察なしに自己にて行う場合は徐々に中止すること。
　　　プロトピックを外用していればステロイドに変更すること。

　ステロイドを徐々に中止する最も楽な方法は、まず入浴（あるいはシャワー）は夜に1回とし、入浴直後に一度塗る。1週ごとに、入浴後外用時間を1時間ずつ後にずらす。就眠時間まで遅らせば、次は翌朝まで待つ。そして1日おき、2日おきと徐々に外用間隔をあけて中止を目指す。途中で離脱症状が強くなればその時点で外用を中止する。症状がひどければ入院治療が必要である。日本では阪南中央病院など数個の入院施設がある。

(2) ステロイド外用中の内服ステロイド剤の中止

　ステロイド内服が短期（2～3ヵ月以内）の場合は外用ステロイドより内服を先に中止し、長期（2～3ヵ月を超える）の場合は外用ステロイドを先に中止する。なお、保湿剤外用をステロイド外用とは別の時間や場所に行っておれば、ステロイド内服の短期長期を問わず保湿剤を先に中止する。

(3) 他科疾患でのステロイド使用の中止

　できるだけステロイド以外の薬で治療する。全身的影響がないと言われている他科疾患へのステロイド剤の使用でしばしば皮疹が改善し、中止によって皮疹の悪化を見るからである。

① 喘息用吸入ステロイドの中止
　生命的危険のある緊急事態のみステロイド剤を使用する
② 点眼ステロイド剤の中止
　白内障手術時は手術後ステロイド使用を避けるように眼科医に依頼する。
　網膜はく離の手術時はステロイド剤の使用を可能な限り少なくするよう依頼する。

③　点鼻・点耳ステロイドの中止
④　痔に対する坐薬に含まれるステロイドを避ける（ポステリザンは含有、ボラザGは含有せず）

注意：ステロイドの説明書きなどについて

薬の説明書きにはステロイドと書かずに「炎症を抑える薬」と記されていることがあるので注意が必要。ステロイドを化学名で示す場合は「ステロイド」という言葉は出てこないので要注意である。例えば、リンデロンＶ軟膏の場合は「吉草酸ベタメタゾン」と示される。以下のURL参照　http://atopic.info/steroid

２．プロトピック離脱、ネオーラル（免疫抑制剤）離脱

　ステロイドでアトピー性皮膚炎が治ると言われていたが、治らなかったので使用されはじめた薬物。

　　治りにくいステロイドの副作用は脱ステロイド・脱保湿すれば治るので、これらの薬物は不要

　　プロトピック使用部分は滲出性が強く、長く皮疹が残り、治りにくい

　　免疫抑制剤では保湿依存症は克服できない

　　開発時点で悪性リンパ腫発生の可能性が指摘された。十分検討せず発売開始される

　上記の危険を伴っているため、自然治癒する疾患に使用すべき薬物ではない。特に小児には使用すべきでない。使用者を対象とした生涯の追跡調査が必要である。

　プロトピックとネオーラルは発売されるべき薬物ではなかったと考える。

3．保湿離脱

　保湿依存状態は、皮膚表面に水分が過剰に存在する状態に適応した皮膚の代謝過程となっており、異常状態である。正常の皮膚表面は乾燥状態であり、この状態に適応した皮膚に変える必要がある。この治療過程が脱保湿である。
　① 軟膏、クリーム、ローションの外用中止
　　例外的外用：手の指（手のひらと手の甲は含まない）や踵へのワセリンやプロペト、乳輪と乳頭への亜鉛華軟膏
　　小児で痛みの強い場合は保湿を急にやめない方がいい。
　② 水、化粧水、美肌水（尿素、グリセリン、水の混合物）、超酸性水などの外用・噴霧中止。化粧の中止
　③ ガーゼ、リント布、包帯、晒し、チュビファーストなどの布を巻くことを中止
　　バンドエイドやテープの大きなものも強い保湿作用がある。
　　通気性のよい服を着るべきで、首にストールやタオルを巻くことは保湿となる。
　　傷の保護として、滲出液の出る部位、浅いビラン、亀裂などの痛みを緩和するために、目の粗いガーゼを一重で使用することはある。
　　外出時のマスクは仕方がないが、自宅ではマスクは外すべき。
　④ 滲出液をぬぐい取らない
　　新しいよい皮膚を作るためには滲出液が固まって痂皮（カサブタになること）にする必要がある。（滲出液をぬぐい取ると痂皮ができず、皮膚表面が乾燥しないため、皮膚が湿った状態を続ける。滲出液を固まらせるためにはガーゼを皮膚に貼付するが、そのガーゼは滅菌処理の有無にかかわらず水道水で洗浄後、乾燥させ、よくもんで柔らかくしてから皮膚に貼付する。）
　　滲出液には何か悪いものが含まれているように思われがちだが、そうではない。滲出液は痂皮となって皮膚の傷を保護し、新しい健康な皮膚を保護する役目を持っているので、ぬぐい取ってはいけない。
　　滲出液をぬぐい取るのにティッシュペーパーを使用すると、これ

に溶けている化学物質で皮膚がさらに障害されることが多いため、ティッシュペーパーの使用は禁止。

⑤　痂皮をこすり取らない

　滲出液が固まりはじめ痂皮ができはじめると皮疹の外観はひどくなる。痂皮を残しておくと痂皮の乾燥と収縮により痂皮に亀裂が生じる。亀裂の痛みを避けるため痂皮を取り除こうとする。痂皮の保護下で作られるはずの新しい皮膚が、痂皮がなくなるために滲出液を出し続け、湿った状態にとどまり、保湿状態となる。結果的に改善を遅らせる（痂皮を取る癖も治す必要がある）。

⑥　水分摂取過多を避ける（本章の「8．水分制限」を参照のこと）

　皮膚に水分が多くなると掻破時に傷がつきやすくなる。特に夕食後から翌朝までの水分摂取で上半身の皮膚にも水分が多くなり、顔をはじめ上半身が傷つきやすくなる。

　水分が多くなると滲出液が増加し、傷がさらに湿ることになる。

⑦　日中布団の中に入らない

　布団をめくると湯気が出ることで分かるが、布団の中にいることは強い保湿状態となっている。タオルケットなどに包まることも同じである。

⑧　長時間あるいは頻回の入浴を避ける

　長時間湯船に浸ったり、1日に何度も入浴すると、皮膚に水分が付いている時間が長くなり、強い保湿となる。

⑨　化粧、日焼け止めを避ける

　薄化粧でも厚化粧でも化粧では皮膚に何かを塗るので保湿になる。日焼け止めは強く皮膚に油が付着するため、強い保湿となる。ステロイドと保湿の離脱症状が終わった後、保湿依存が軽度化あるいはなくなれば化粧は可能と考えられるが、いつこの状態になるか不明であるので、可能な限り化粧はしない方が安全である。過去の経験では、離脱症状後半年で化粧をしても保湿依存症が復活しなかった人もいれば、4～5年間待って化粧をしたが保湿依存症が復活し、顔面が真っ赤になった人もいる。結婚式などでやむなく1日だけ行

う数時間の化粧はあまり問題を起こさないようである。

　脱保湿中の例外がある。乳輪や乳頭に湿疹があって滲出液が出る場合と四肢の貨幣状湿疹に対してのみ亜鉛華軟膏を使用することがある。時々効果のあることがある。

4．アトピー性皮膚炎の原因をアレルギーと考えないこと

　アトピー性皮膚炎の原因はIgEアレルギーではない。IgEの低下なしに皮疹は改善する。だから食物、ダニなどについてアレルギーマーチは問題とならない（ステロイドやプロトピック外用による患者増加をごまかすために宣伝されている）。
「茶のしずく石鹸」事件では、アレルゲン（正しくはハプテン）による経皮感作の起こることが証明されたと言われている。アレルギーの起こる機構が分かったことがアレルギーの増加にはつながらない。分かったアレルギーが生じた経過を分析し、アレルギーを発症させないことを考えることが重要である。この事件の場合、アトピー患者の皮膚を清潔にしなければならないという考えのもとにアレルゲン（正しくはハプテン）の入った石鹸を頻回に使用したことが原因である。石鹸をあまり使わなければ起こらないことである。繰り返しになるが、この場合でもIgEアレルギーであるのでアトピー性皮膚炎の悪化には直接関係しない。

　乳児が離乳食をはじめる時、食物アレルギーで湿疹が悪化するという間違った説のために多くの赤ちゃんが十分な食事を摂取できずに成長障害を起こしている。特に母乳栄養の赤ちゃんに多いようである。食物アレルギーを心配してはならない。

5．アトピー性皮膚炎の原因と自然治癒

アトピー性皮膚炎の原因は、皮膚の増殖調節機構が不完全なため（例えば、フィラグリン遺伝子の異常により細胞接着因子がうまく働かない）、皮膚の増殖が速いと表皮構造に異常が発生し、滲出液がしみだし、痒みが起こることであると考えている。しかし、皮膚の増殖が遅くなれば異常が顕在化せず、滲出液も出なくなり、皮疹は生じなくなる。これが自然治癒の原理であると考えている。皮膚の機能の相互補完を強くするためには適度な運動による全身の機能改善が重要である。

6．規則正しい生活

人間の細胞には生物時計があり、この時計を大幅に狂わすと体に変調をきたす。食事、睡眠、仕事などにつき規則正しく生活する。
痒みにより昼夜逆転する人が多いが、早期に正常の生活に戻す。夜に眠れない人の多くは昼に横になって寝ている。夜は横になって寝てもいいが日中は決して横になって寝てはいけない。ぐっすり眠るので夜に寝付けなくなる。日中に眠くなった場合は椅子に座って短時間のうたた寝程度にとどめる。日中は頑張って眠らないようにすることが大切。

7．食物制限はなし

蛋白質、脂肪、炭水化物、ビタミン、ミネラルなどのバランスがよければ、和食でも洋食でもいい。甘いものも食べすぎなければいい。甘いものを食べても痒みは増えない。滲出液と落屑が多い時は蛋白質と脂肪を多く摂る。大人は普通１日80ｇの蛋白質が必要。滲出液や痂皮が多く出る時は１日に120〜160ｇほど摂取するほうがいい。滲出液、落屑が減れば普通量を食べるが、この時に多く食べると太るので好ましくな

い。水分制限をするので、塩分（ナトリウム）の多いもの（漬物、ふりかけ、みそ汁、ポテトチップスなど）は少し控える。ちくわ、かまぼこ、チーズなどは塩分を多く含むので注意が必要。

　物アレルギー検査（IgE-RAST）で特定の食物が陽性に出ても、本当の食物アレルギーが起こることは非常に珍しい。検査時点以前に強い蕁麻疹やアナフィラキシーショックが起こっていなければ、検査で陽性に出ても検査時点以前と同じように何を食べてもよい。強い蕁麻疹やアナフィラキシーショックが起こった食べ物は食べない。子どもの場合、そのような食物でも年とともに食べられるようになることもしばしばある。

　離乳食はアレルギー検査をせずに普通の子どもと同じように進めていく。新しい素材を食べさせるときはごく少量（ボールペンの先程度）を食べさせて反応を見る。卵と牛乳は１歳頃に試す。しかし、お菓子などに入っていてつなぎとして含まれている場合、それを食べて問題が起こらなければ卵と牛乳そのものを食べてもほとんど問題は起こらない。生玉子や半熟玉子はゆで卵以上の注意が必要。

8．水分制限

　体内の毒を洗い流す目的などいろいろな理由で大量の水分を摂取する人がいる。脱ステロイド・脱保湿療法をする時は、水分を多く取ると滲出液の増加や皮膚の浮腫の増強が起こり、皮膚は傷つきやすく治りにくくなるので、水分を制限する必要がある。特に夕食後以降の夜間の水分摂取は、薬物内服用のごく少量の水（20㎖以内）以外は完全に控えるほうが安全である。

　大人の場合、１日の必要水分量は2000〜2500㎖で、食事でおおむね1000〜1500㎖の水分を取る。食事に含まれる牛乳、みそ汁などの水分は食事の水分の中に含める。食事以外で取る水分、すなわちお茶、コーヒー、晩酌のビールやお酒や焼酎のお湯割りに含まれる水、おやつとし

ての果物の水分などの合計が食事以外の水分に当たる。ちなみに、果物の水分含有率は、食べる所だけだとおおむね85％だが、スイカだと93％もある。この食事以外の必要水分（食事外基準水分量）は、汗をよくかく夏とほとんどかかない冬では異なる。また人によっても異なるが、平均的には食事外基準水分量は、冬は1000㎖、夏は1500㎖程度。平均的には1200㎖程度。

　運動をすると汗をかく。発汗分は食事外基準水分量に補充する必要がある。裸で、運動前と運動直後に排尿せずに体重を測り、その差をグラムで表した値に 0.9（１時間運動の場合）を掛けた数値が補充水分量。例えば運動後の体重差が500ｇだとすれば500 × 0.9 ＝ 450㎖を追加で飲む必要あり。入院患者が退院後に食事外基準水分量は気を付けるが、食事中の水分量を気にしないことがある。冬に鍋物などを多く食べると食事中の水分と塩分が過剰となり皮疹の悪化を見ることがある。

　水分を制限しすぎると激しい口渇を感じて朝のパンが食べられないほどになるが、これは制限のしすぎ。血液中のナトリウム濃度が正常上限以上に上昇している場合があるので、水分摂取を増加させる必要がある（この場合、血液検査をして確かめることがある）。反対に、口渇が強くなく滲出液がジクジクと出ている場合は水分摂取過多のことが多い。この時は食事外基準水分量を１日当たり 100 ～ 200㎖ほど減らしてみる。

　水分が適度に制限されていると黄色の尿が出る。水分摂取過多になると透明の尿が出る。水分制限過剰になると赤に近い黄色の尿が出る。常に普通の黄色い尿が出るように、またかすかに口渇が続くように、水の一気飲みをせず、少量の水分を何回にも分けて飲む。

　風邪引きなどで38℃を超える発熱時は水分摂取制限を解除し、好きなだけ飲む。体温がもとに戻れば再度水分制限に取り組む。

9．理学療法

　心臓や肺を強くして心肺機能を高めなければ皮膚も強くならない。関

節に亀裂などがほとんどなくなり痛みが軽度になれば運動を開始する。目標は、ウォーミングアップとクールダウンを除いて、30分間連続で脈拍が1分間に120拍（測る時は15秒測って30拍あればよい）になるような運動を1週間に少なくとも3回する（入院中は1日2回を5～6日）。忙しいのなら、少なくとも1週間に1回はする。1週に1～2日は休息日を作ること。

運動の種類はまず有酸素運動で、散歩、早歩き、ジョギング、自転車乗りなどである。ある期間有酸素運動に慣れてから筋力トレーニングを追加する。発汗を怖がらない。受動的運動（体を動かさない）としての半身浴、岩盤浴、サウナなどは積極的には勧めない。上記有酸素運動のできない人に、あるいは有酸素運動の準備段階としては有効であるが、積極的に体を動かす有酸素運動の方がより好ましい。

10. 皮疹の経過を知ること

皮膚状態を知るためには、嫌でも全身の皮膚を見て、現状を正確に評価するよう努力する。しばしば、皮疹の悪い所だけを見てよくなっている所を見ないため、いつまでもよくならないと思ったり、改善した皮疹との比較で残っている皮疹がより悪くなっていると間違って評価する場合がある。常に全体を経過を追って見るようにする。

自覚症状は皮疹の改善と平行しないことが多いので、皮疹改善の一般的経過との対比で皮膚状態を評価すること。自覚症状（痒みや痛みや見た目の変化）は皮膚状態がよくなっても悪くなることがある。例えば、皮疹が乾燥し亀裂が生じ、痛みが強くなる、痂皮が取れかける時に痒みが強くなるなどで、皮疹が悪化していると評価しないことである。

体のどの部位にでも当てはめることのできる、皮疹のより悪いものからよりよいものへの移行の順を示す。

擬態語（素人表現）：ジクジク→シットリ→カサカサ→ポロポロ→正常

医学用語：滲出液を伴うビラン→湿った浮腫性紅斑→痂皮形成と亀裂→落屑→正常

　色の変化：鮮紅色→暗赤色→褐色→白色→正常

　赤色のビラン状態がよくなりはじめる時、ビランの一部に灰白色から白色に変化する円形の表皮化の現れることが多い。この初期の変化が起こっているかどうかを注意深く観察すべきである。

　なお、顔面の皮疹が正常になるにつれて皮脂が多く出るため、しばしば額や頬にニキビが出現する。体幹の皮疹がよくなると突然それまでなかった発汗現象を認めることがある。発汗はかなりの頻度で異常な発汗（部分的に出る、触ると出る、時間経過で違った部位に出るなど）である。量も多いことがある。異常発汗は皮疹がさらによくなると正常発汗に変化していく。

11. 精神的・肉体的ストレスを減らす

　精神的ストレスで皮疹が悪化する人はかなりいる。例えば受験前や恋人との関係がうまくいかない場合に皮疹の悪化がよくある。（後者の場合、別れるのも皮疹改善の方法である。）子どもに勉強せよと言うとすぐ掻きはじめる。これらは精神的ストレスが掻破につながる証拠である。

　疲れすぎで悪化する。運動のしすぎで悪化する。これらを避けること。

12. 精神的に落ち込まないこと

　落ち込みやすい人は落ち込まないための個別的な工夫をする。例えば同病者と話をすること。

13. 入浴の限定的利用

　湯船に浸かる時やシャワーにかかる時に洗いすぎないで皮脂を残すことに注意する。

　入浴後に強いかゆみが発生する場合、入浴は控える。

　1mm程度の白色フケ状鱗屑の多い場合、入浴で瘙痒が改善することが時にある。

　ビラン面や湿った痂皮のある場合の入浴は難しい。入浴前と入浴後で滲出液の増加がなければ細菌数の減少を期待することができる。入浴後、滲出液の増加が起これば洗いすぎであり、擦る動作を減らすかなくす。シャワーを強く長く当てる場合も悪化させる危険性がある。細菌感染でジクジク（滲出性）が治らない場合は、上記の基準を守れば効果的にジクジクを改善させることができる。

　夏季などで非常に発汗が多い時は、入浴以外に1日1回の短時間の水シャワーはよい。

　小児では入浴や石鹸使用を減らすことが多い。

　皮膚表面の細菌を減らすための消毒剤や抗生物質の内服外用はアトピー性皮膚炎を改善させないことが報告されている。

14. 止痒剤、睡眠剤の適切な使用

　痒み止めには2種類ある。抗ヒスタミン剤と抗アレルギー剤である。ともに抗ヒスタミン作用があり、後者のいくつかには眠気の少ないものがある。痒みに対する効果は大同小異だが、人により効き方は多少違う。アトピー性皮膚炎の痒みはヒスタミンで起こっているものは少ないので、痒みの強さが10あれば2くらいに効く程度である。抗アレルギー剤では時々肝機能障害が起こる。程度は軽いが小児では時に強い障害が生じる。朝は眠気の出ないもの、夜は眠気の出るものを飲むのが原理的には納得できる。しばらく内服すると慣れのためか効果が落ちるので2

組の薬物を1週間ごとに交互に飲む方法も試す価値がある。

　痒みで眠れない時は睡眠薬を使う。すぐに眠れるようになる薬と2〜3時間して効く薬がある。使い分けるか両者を飲むかは不眠の性質による。子どもには眠気の出る止痒剤を利用する。掻いてもいいから夜に寝ることが大切。ただし、睡眠薬を使用すると睡眠中の意識がなくなるので激しく掻くことがある。よく眠れたけれども朝起きれば傷がひどくなるということもあるので、睡眠薬使用には注意が必要。

15. 皮膚の保護

　ビランや亀裂の保護は基本的には外用剤で行わない。保護は目の粗いガーゼで行う。保湿状態にならないようにできるだけガーゼは一重で巻く。滲出液が多く、一重では不足する場合は、滲出液をすべて吸収することができる枚数を重ねる。重ねたガーゼが渇いた段階で、一番皮膚に近い1枚を残して残りのガーゼを剥がす。残ったガーゼは入浴時に剥がさずにそのままシャワーにかかるあるいは湯船に入る。剥がれ落ちれば付け替えるが、剥がれなければ付けたままとする。最長1週間そのまま付けておく。すると、ガーゼの下で表皮化が起こり改善する。細菌感染が起こってガーゼの下に膿が出てくれば、そのガーゼは剥がし、抗生物質の内服を行う。

　下着の裏には出っ張りが多いので、刺激を少なくするために裏返して着る。

　布の上から皮膚を掻くと傷は軽くなるが、布で掻くと治りにくい傷ができる。

　紫外線対策では、全周性のつばのついている帽子を被って外出する。紫外線遮断傘でもいい。傘の場合、運動しにくい。日焼け止めは保湿になるので塗らない。

16. 発熱と細菌・ウイルス感染に注意

　脱ステロイド中に突発する発熱の原因で多いものは、細菌感染とカポジ水痘様発疹症（単純ヘルペスの汎発型）である。
　細菌感染はオデキのように膿が溜まる膿疱の多発の場合に高熱が出やすい。ビラン面への細菌の感染では、掻破をしないにもかかわらず1日中ジクジクし、周囲には黄白色の少し濁った湿った痂皮が堤防状となるが、熱はあまり出ない。細菌感染の場合、抗生物質を飲めばすぐに解熱することが多い。MRSA感染の場合は治りが遅いが、感受性を調べて効果のある薬物を内服する。培養でMRSAが検出されても多くの抗生物質に感受性があり、問題のないことが多い。
　カポジ水痘様発疹症の場合は皮疹出現前から高熱を出すこともある。皮疹は、初期は丘疹で、時間経過とともに水疱を形成し、次に中央に陥没した痂皮を形成する。この痂皮の周囲には掻き取られていない隆起した皮膚が存在する。最近は1mm大の水疱や隆起が目立たないものが多い。抗ウイルス剤を内服（時に点滴）する。
　細菌やウイルス感染の時には首、腋窩、鼠径部にしこりが触れることがある。時に痛みを伴う。このしこりはリンパ節であり、感染に抵抗するために細胞の増殖が起こっているので、心配無用である。

17. 洗剤からの皮膚の保護

　洗濯石鹸は洗濯物の量に対するお勧めの洗剤量の7～8割を使用する。すすぎを十分にするためである。
　入院中、シーツを毎日から数日おきに交換するようになっている。人によるが、シーツに皮膚がよく擦れると皮膚を傷めることがある。子どもの場合、腕や下腿をシーツによく擦りつけるので、シーツの滅菌剤の影響で皮疹の悪化することがある。自分で洗濯したバスタオルなどをシーツの上に敷くと症状が改善することがある。

18. 爪切り励行

　長い爪で掻くと深い傷や線状の傷がつく。爪を切れば傷は相当軽減する。さらにジェルネイルなどで爪の先を丸くスムーズにすると傷がつきにくくなる。

19. 周囲の人間は「掻くな」とは言わない

　掻いても悔やまないこと。ステロイドやプロトピックだけでなく、保湿を中止すると、しばらくは掻いて傷がつくが、皮膚が乾くにつれて徐々に傷がつきにくくなる。掻き傷がよくなっていく過程は次の通りである。①細長い爪幅の（1.5cm前後）赤いジクジクした帯状ビラン面（2〜3本が融合して4〜5cm幅になることがある）、②爪の半分幅の帯状ビラン、③幅1〜2mmの細い直線状の傷で、掻いた直後はジクジクだがすぐ痂皮になり乾く。④同じ太さの点線状の傷、⑤傷の間隔が長くなり、点線であるかが分からない傷、⑥掻いても傷がつかない、と変わる。

　皮疹の悪化に関連して掻破癖が強調されることがあるが、強調しすぎるきらいがある。患者は実際痒いのである。しかし、掻破癖は改善させることができる。掻破行動を自覚させればよい。掻破癖の一つは、ごく軽度の痒みに対してすぐに手を動かして軽く掻きはじめる動作である。その後であちこちを掻くことになる。この癖には次のように対処する。何もしていない腕を腰バンドに付けた紐の輪の中に入れておく。痒みの起こった場所へ無意識的に手を持っていこうとすると、腕が輪に引っかかり、掻く動作を自覚する。もう一つの掻破癖は、持続的に同じ身体部位を、例えば前腕を、同じ動作（方向と強さ）で掻き続けるものである。常に掻いている状態がその筋肉にとって正常状態であると言えるような掻き方である。この形の癖は、筋肉を別の動きの状態にする必要がある。

例えばゲームをするあるいはパソコンを操作するなどである。

　掻き癖のある人は本当に痒いのである。痒みを我慢すると不快感が溜まり、ある強さに至ると爆発的に掻破する。爆発的掻破はゆっくり掻くより皮膚の傷は酷い。だから優しく掻くように訓練する。

　周囲の人は、本人に掻くなと言ってはならない。本人は掻けば悪化することは自覚している。分かっていることを指摘されると大変腹が立つ。相互の関係が悪くなるだけである。医師は掻いてもよくなる治療をすべきである。ステロイドやプロトピックを塗っている皮膚は掻破でどんどん悪化する。

20．サプリメント、漢方

　バランスよく食事をすればサプリメントは不要である。病院食を食べれば栄養のバランスは問題ない。サプリメントは効かないし、不純物による体の障害が問題である。

　漢方が効く原理は、人間が産生するステロイドを分解することを抑えてステロイド作用を増強しているためと考えられている。脱ステロイド・脱保湿療法時に漢方は不適切である。

21．嗜好品

　コーヒーとお茶のカフェインやお酒の中のアルコールは、薬理作用で痒みを起こすヒスタミンを放出しやすくする。しかし、これらの飲み物を飲んでリラックスできれば痒みを感じにくくする。二つの反対の働きの差し引きによってこれらの嗜好品がいい方向に働くか逆かが決まる。試飲して初めて分かる。タバコは皮疹改善を遅らすのでよくない。

22. その他の知っておくべきこと

①退院後の復職：退院後約2週間で退院後の悪化が3分の2の人に起こる。その後2週間でもとに戻る。従って、退院後1ヵ月くらいで復職するのがよい。復職から1週間は半日程度の労働量、1ヵ月は超過勤務なしが望ましい。その後は状態を見て仕事量を決定する。

②女性はステロイドや保湿離脱時にはしばしば生理が止まる。3回止まれば婦人科を受診すべき。生理周期に一致して皮疹の悪化のあることを知っておく。たまに排卵の時期に一致して悪化する人もいる。

③体のかなりの部分が赤いと37.5℃までが正常の体温である。

④阪南中央病院での脱ステロイド・脱保湿療法入院の目標は、社会復帰できる状態までよくすることである。360人の入院患者の脱ステロイド成功率は97.5％であった。

⑤子どもの治療の基本
　⑴　掻くことを抑制しない
　⑵　ザラザラの鳥肌は放置
　⑶　乾燥で痒みが起こればワセリンなどで保湿。乾燥以外による痒みに止痒剤内服
　⑷　掻き傷があればワセリンなどの外用やガーゼ保護。痂皮は取り去らない
　⑸　入浴は週に一度でもよく、また短時間とする。石鹸はほとんど使わない
　⑹　子どもは暑がりなので体温調節に注意する
　⑺　食物制限はしない
　⑻　乳児の食事間隔は3時間
　⑼　湿疹のない子と同じように育てる。湿疹を気にしない
　⑽　もちろん、ステロイド、プロトピックは使用しない

第2章　難治化アトピー性皮膚炎

「難治化アトピー性皮膚炎」の本態が明瞭に定義されていないこと、日本皮膚科学会と厚生労働省の研究班がそれぞれに作成したアトピー性皮膚炎の診断基準や治療のガイドラインがステロイド依存性皮膚症を取り上げず問題にしていないこと、さらに、アトピー性皮膚炎の原因が今でも大部分が不明であるために、「難治化アトピー性皮膚炎」の定義や治療に関して驚くほどの混乱が生じている。私の考える「難治化アトピー性皮膚炎」の定義を承認し、苦しい治療を乗り越え、快適な生活を送っておられる方は相当数に上る。本書は、これらの人々から得た情報なくしては生まれることはなかった。この苦しい経験をされたすべての人々および彼らを支えた家族友人および患者を支えた看護師と若い皮膚科医の努力と忍耐に感謝するとともに、現在では以前より少し楽に離脱症状が乗り切れるようになっていることを報告できることについて少し喜びを感じている。他方、依然として難治化アトピー性皮膚炎の問題に関して頑迷な日本皮膚科学会首脳部への憤りをさらに深くしている。

1.　「難治化アトピー性皮膚炎」とステロイド依存性皮膚症

東京大学分院皮膚科アトピー性皮膚炎新来患者の年令分布の推移（『アトピー性皮膚炎とステロイド外用療法』中外医学社、1998年、11頁図1）を見ると、患者の年令分布は日本の高度経済成長期（1954〜1973年）にはほぼ同じであるが、それが終わった後の1986年、そして1996年にはさらに大幅に年令分布は成人側に移っている。高度経済成長期には、煤煙や光化学スモッグなど日本人全体に降りかかった環境変化があったが、アトピー性皮膚炎の年齢分布をはじめ病像は変わらなかった。しかし、1975

年から 2000 年までの 25 年間に激変している。

　乳幼児期には好発部位であったが、成長するにつれて皮疹があまりでなくなる部位（肘窩や膝窩ではなく肘と膝）がある。難治化アトピー性皮膚炎では、このような部位にもしばしば強い皮疹が出現する。また、ステロイド外用剤の開発されていないときには、顔面の皮疹は乾いたものが多かったが、ステロイド外用剤を使用した患者がステロイド離脱すると、湿った紅斑をしばしば作る。ステロイド外用剤開発以降に難治化アトピー性皮膚炎に生じているこれらの変化に関しては、何らかの説明が必要である。難治化アトピー性皮膚炎の原因として多くの人が考えている食生活の変化やすべての人に共通に加わる環境の変化（例えば、煤煙などの公害）では、体の特定の場所を悪化させることを説明しにくい。

　社会発展の過程で特定の人間集団にのみ影響を与える環境変化はいくつもある。水俣病やイタイイタイ病などは特定の地域に住む人々にのみ発症した。スモン病はキノホルムを飲んだ人にのみ発症した。非常に強力なステロイド外用薬の開発という全世界的な環境の変化であっても、環境変化の影響がアトピー性皮膚炎などの炎症性皮膚疾患患者の皮疹部分のみにしか及ばないという場合もある。1975 年から 2000 年までに特定の日本人だけにこれが起こった。ステロイド外用剤の皮膚に対する効果の強さは、他の環境要因の作用の比ではない。アトピー性皮膚炎患者はこの強力な環境変化の中に置かれた人々であり、特に幼少期から病状が出るため、そのときから強いステロイドの影響を受けている。

　もちろん時期が一致しているだけで、ステロイドがアトピー性皮膚炎患者の年齢分布の変化の原因である、とすぐには言えない。昔は乳幼児期のみの皮疹好発部位だったところに、最近では成人になっても皮疹が出現するようになっているならば、乳幼児期における何らかの出来事と関係づけることが素直である。好発部位だけに対する強い影響力のあるものとすれば、ステロイド外用剤以外にはないであろう（最近ではプロトピックも考慮されるべきである）。本書に基づいてステロイド外用を中止し、離脱症状から回復すると本来のアトピー性皮膚炎が出現する事実を見るならば、年齢分布や症状の変化の原因がステロイドの外用であることを

承認せざるをえないであろう。

(1) 難治化アトピー性皮膚炎 ＝
　　　　　本来のアトピー性皮膚炎 ＋ ステロイド依存性皮膚症

「難治化アトピー性皮膚炎」とは、ステロイド外用によって生じたステロイド依存性皮膚症を合併するアトピー性皮膚炎で、そのほとんどの患者は保湿依存症を伴う。ステロイド依存性皮膚症とは、皮膚が外用ステロイドなしには普通に機能しない状態で、外用中止により離脱症状を起こす。保湿依存症とは皮膚を保湿（皮膚の表面を湿った状態にすること）しないと一定の状態を保持できず、保湿中止により外用ステロイドの離脱症状と同様の症状を起こす状態である（「第15章　ステロイドと保湿離脱時の皮疹の経過」を参照）。難治化アトピー性皮膚炎には年齢制限はつけていないことに注意していただきたい（本章の「7．幼児にも起こる」参照）。

　この定義を数式で表現すると、

　難治化アトピー性皮膚炎 ＝
　　　　　本来のアトピー性皮膚炎 ＋ ステロイド依存性皮膚症

となる。右辺の「ステロイド依存性皮膚症」を左辺に移動すると、

　難治化アトピー性皮膚炎 － ステロイド依存性皮膚症 ＝
　　　　　　　　　　　　　　　　　　　　本来のアトピー性皮膚炎

となる。「難治化アトピー性皮膚炎」から「ステロイド依存性皮膚症」を差し引けば「本来のアトピー性皮膚炎」（ステロイドによる影響を受けていないアトピー性皮膚炎）が出てくることになるが、左辺が脱ステロイド・脱保湿療法である。実際、難治化アトピー性皮膚炎に脱ステロイド・脱保湿療法を行うと、それまで明瞭でなかった本来のアトピー性皮膚炎、すなわち肘窩膝膕（肘の内側と膝の裏側）などの好発部位に典型的な皮疹である漿液性丘疹（頂上に小さな水疱を伴う小さな盛り上がり）を伴った乾いた苔癬化局面（慢性的に掻破してできた扁平に盛り上がったもの、第28章）が出現する。従って、上の方程式が正しいことは、現実の脱ステロイド・脱保湿療法で証明することができるのである。

(2) 外用ステロイド離脱症状とその機構

　離脱症状は離脱までの外用期間、外用頻度、外用していたステロイドの強さや皮膚滞留期間により差があると考えられるが、ステロイドを中止し保湿を続けている場合は平均的には離脱後1週間で離脱症状のピークを迎える。

　その症状は、全身的には、高熱、全身倦怠(けんたい)(体のだるい状態)、浮腫(ふしゅ)(皮膚に水が余分に溜まった状態)、低蛋白血症、抗利尿ホルモン(尿として水を排泄させないように働く下垂体後葉から出されるホルモンで、人ではアルギニン・バゾプレッシン Arginine Vasopressin〔AVP〕のこと)の増加、血中レニン(血圧を上げるように働く酵素)活性の上昇、アルドステロン(ナトリウムを貯留し、血圧を上げるように働くホルモン。ミネラルコルチコイドのこと)の増加、ACTH(副腎皮質刺激ホルモン。刺激によりグルココルチコイドであるコーチゾールを副腎皮質より分泌させる)やコーチゾール(副腎皮質ホルモンでグルココルチコイドのこと)の増加などがある(視床下部・下垂体・副腎系の不全があれば少し異なる)。紅皮症(こうひしょう)(全身の皮膚が赤い状態)による体温調節機構の異常により、しばしば寒気を感じたり、体がぶるぶる振るえる振戦(しんせん)や平熱が37.5℃まで上昇することも認められる。

　皮膚症状は、外用部位に、時には外用部位をはるかに越えた部位に出現し、紅斑、紅斑からの滲出液の漏出、2〜3cm大もの痂皮(かひ)(かさぶた、第28章)形成、痂皮間の亀裂(きれつ)(第28章)とそこからの滲出液(しんしゅつえき)(皮膚から漏れ出てくる黄色い液で、皮膚を覆って固まる働きを持つ)の漏出、色素沈着、激痒が起こる。足背、足縁、手首、手背などで紅斑が境界明瞭に途切れることがある。皮膚症状の軽い部分では紅斑のみあるいは丘疹(きゅうしん)(1cmまでの大きさの皮膚からの盛り上がり、第28章)のみの場合がある。この頃の皮疹は、しばしば接触皮膚炎や光線過敏性皮膚炎と間違われる。

　ステロイド外用剤による離脱症状は、全身的な視床下部・下垂体・副腎系の抑制による急性副腎不全(ステロイドホルモンが突然不足することによる全身的に危険な状態)が主要な原因とは考えにくい。顔面など狭い面積だけに長期外用している場合には、全身的な視床下部・下垂体・副腎系の抑制は生じない。また、全身的に外用している場合でも、検査データ

で全身的なその系の抑制がない条件でこの離脱症状は出現する。皮膚のほぼすべての細胞にはグルココルチコイド受容体が存在する。大量長期のステロイド外用剤の使用によってその受容体数の変化することが考えられる。アトピー性皮膚炎で長期にステロイドを外用することによって、作用が減る働きを持つグルココルチコイド受容体βの増加することが示されている（Hagg PM et al, Br J Dermatol 2010; 162: 318-324）。同様のことは喘息でも認められている。現象から考えれば皮膚局所での副腎皮質ホルモン機能不全症といえよう。

　表皮細胞には視床下部・下垂体・副腎系と同じ多くのホルモンやその受容体の発現のあることが知られている（Slominski A & Wortsman J, Endocrine Rev 2000; 21: 457-487）。また、表皮細胞は視床下部・下垂体・副腎系の代謝系の非常に多くを持ち、最近までコーチゾールなどは合成しないと考えられていた（Slominski A et al, J Invest Dermatol 2002; 118: 310-315）。現在ではコーチゾールを合成・代謝できることが示されている（Cirillo N, Prime SS: J Cell Biochem 2011; 112: 1499-1505）。全身的なその系とは別に皮膚だけにおけるステロイドホルモンの代謝や外用ステロイドホルモンの影響を考える必要を示している。

(3) 薬疹と受け入れられにくい理由

　普通の薬疹（薬の副作用で、皮膚に発疹が出る薬害）の場合、原因薬を中止すれば、通常、急速に皮疹は改善する。ステロイド外用剤は強力なホルモンであるため、薬疹であっても複雑な反応をする。普通の薬疹と違って、ステロイドを中止すると、麻薬中毒からの離脱状態と同じように激しい離脱症状が見られる。外用中止により悪化現象が起こるので、薬疹と考えられ難いのである。しかし、時間をかけてうまく治療すれば、薬疹としての皮疹は消失する。外用中止により起こる悪化現象の原因はステロイドに対する薬物依存性という特殊な副作用である。

(4) 依存性

　依存性という言葉を挿入している理由は、外用ステロイドが麻薬と同

じような中毒症状を示すからである。麻薬患者は、麻薬を使用すれば精神的に正常になるが麻薬が切れると精神錯乱が起こり、再び麻薬を使用すれば正常となる。そしてこれを繰り返すことによってどんどん麻薬中毒の深みにはまっていく。しかし、更生施設などに入り、麻薬を中止し、激しい精神錯乱状態を乗り切ると、正常に戻る。外用ステロイドも、使用すれば皮膚は綺麗になるが、使用しないでいると紅斑・瘙痒（痒みのこと）・搔破がひどくなり皮膚の強い炎症を起こす。再びステロイドを使用すると綺麗な皮膚に戻る。しかし、毛細血管（皮膚の表面近くにある一番細い血管）の拡張や皮膚の萎縮（薄くなっていること）が進む一方で、より強いステロイドを使用しないと消炎効果が出なくなり、どんどんステロイド依存の深みにはまって行く。一方、外用中止を続け激しい離脱症状を我慢していると皮膚は正常に戻り、ステロイドなしでうまく機能するようになる。このようなステロイド外用剤の経過は、ステロイドが麻薬中毒とよく似た性質の依存性をもたらすものであることを示している。

　精神疾患の診断・統計マニュアルの「物質依存の診断基準」をステロイド外用剤にあてはめて、合致していると考えられる項目を列挙すると次のようになる。

1. 同じ量の外用量では効果が減弱し、希望の効果を得るためには外用量の増加が必要。
2. 特徴的な離脱症状があり、この症状の出現を回避するため外用せざるをえなくなる。
3. 使用量は徐々に増加し、時には20年・30年と使用を続けなければならなくなる。
4. たびたび外用中止を試みるが、不成功に終る。
5. より効く薬を得るためにドクターショッピングをするが、外用後の効果発現まで時間がかかる、あるいは外用すれば痒くなる。
6. 外用時間が必要となり、仕事の途中で外用しに行く、あるいは仕事や学業ができず家に引きこもりとなる。

7. 精神的ストレスが多く、家族とのトラブルがしばしば起こる。

以上のように、ステロイド外用剤の長期使用では、完全に依存状態となっていると言える。アメリカ精神科協会（1987年）が出した8個の診断基準に照らしても（3項目以上が依存性あり）、上記の内容は3項目以上で合致しており、依存性ありと判断しうる。

(5) 離脱症状の強い条件

以前調査した時には、離脱症状の強さは、外用剤の使用期間などには相関性を示さなかったが、調査方法がよくなかったかもしれない。患者との話し合いでは、離脱症状の強さは、ステロイド離脱を行う直近の外用状態に関連している印象がある。すなわち外用中止までの連続外用期間や1日外用回数、ステロイド作用の強さ、保湿の頻度などと相関があるようである。離脱時に悪化する皮疹の場所は全身の場合もあり、アトピー性皮膚炎の好発部位である額、頬、頸、肘窩、膝膕が中心である場合もあり、逆に好発部位以外の場所が強いこともある。時にはアトピー性皮膚炎の好発部位での症状がまったく出ず、副作用のみであった場合もある。このような違いは、作用減弱現象（次節）や依存性（次節）やステロイドの効果の強さの種々の組み合わせと自然治癒力によって違ってくる。

2. 依存性（dependence）と作用減弱現象（tachyphylaxis）の違い

アトピー性皮膚炎でステロイド外用中の患者は「ステロイドを今までどおりに塗っていても効かなくなった」とか「外用量を減らすと皮疹が悪化するので減らせない」旨の訴えをする。このような訴えは、外用ステロイド剤と皮膚との関係においてどのように評価すべきであろうか。

接触皮膚炎（かぶれ）や虫刺症（虫刺され）に対してステロイドを1回

だけ外用すると症状は軽減するが、しばらく外用しないでいると再び赤みや痒みが復活し、炎症症状は再悪化する。この再悪化は、依存性と作用減弱現象の両者が発生していない条件で、病的状態を抑制するのに必要なステロイド外用剤の量と外用期間が不足していることを意味する。上記の「外用量を減らすと皮疹が悪化するので減らせない」ということと、ここで言う不足状態とは本質的に違う内容を含んでいる。

　アトピー性皮膚炎に対して長期間のステロイド外用中に、ステロイドを減量あるいは中止すると、皮膚が悪化する。「この悪化は、接触皮膚炎の炎症を抑えるのに必要なステロイドの不足による悪化と同じ現象」とほとんどの皮膚科医は評価する。ステロイドの減量・中止後に悪化している場所が、アトピー性皮膚炎の好発部位でない所でも、そしてしばしば好発部位以外の場所の方で、強い悪化が生じていることは、元の病気であるアトピー性皮膚炎の悪化では説明できない。

　作用減弱現象(tachyphylaxis)：皮膚にヒスタミンを注射すると膨疹(ぼうしん)(第28章)が出る。ステロイドを外用したところにヒスタミンを注射すると膨疹産生は抑制される。ある期間持続的にステロイドを外用していると膨疹産生の抑制は起こらなくなってくる。このように膨疹産生というような病的状態(血管透過性亢進)に対するステロイド効果の減ることが作用減弱現象である。もともとの病的変化を元に戻す力が徐々に落ちていく現象とも、病的状態の側のステロイド耐性とも表現できる。

　依存性(dependence)：ステロイド嗜癖(しへき)(強い依存状態あるいは中毒状態)(steroid addiction)としてすでに報告されている状態である。ステロイド外用を中止すると一次的に皮膚の悪化が起こるため外用を続けざるをえないように見えるが、さらに外用を中止していると、激しい悪化後に正常皮膚に戻る。このようにもともとは正常であったがステロイド外用によりステロイドに依存性となった皮膚の状態を言う。言い換えれば、正常であった皮膚が正常の皮膚機能を営むのに自らが作るステロイド量では不足し、外用ステロイドの追加を不可欠としている状態で、正常皮膚のステロイド外用剤に対する依存状態である。ステロイドがあれば普通の皮膚のように見えるが、なくなれば皮膚炎が生じる状態とも言える。

作用減弱現象とは病気の皮膚に関することであり、依存性とは正常の皮膚に関することともいえる。作用減弱現象では、病的状態に対するステロイド外用剤の作用が減弱する。依存性では、正常皮膚がステロイド外用剤に対して依存状態になる。病的状態に対する作用が減少しても、依存性が高くなっても、ステロイド外用剤の必要量は増加する。本項目の初めの患者の言葉は、依存性と作用減弱現象で説明しうる。

　依存性と作用減弱現象の相互作用が存在するかどうかは、現時点では不明である。効果（作用）が減少する機構が、依存性を獲得した表皮細胞の何らかの影響である可能性はある。今後の検討課題としたい。

3.　保湿依存症

　保湿依存症は、ステロイド外用を行った者に生じる現象で、常に皮膚を湿らせた状態に置くことにより、炎症は続いているが皮膚が安定している状態（本人が満足できている状態を意味しない）である。保湿を中止することによりステロイド離脱時と同様の激しい離脱症状をもたらすが、一般的にはステロイド離脱症状の程度より少し軽い。ステロイド離脱後の保湿離脱により、平均5日で離脱症状のピークを迎える。

　ステロイド離脱と保湿離脱を同時に行った場合、離脱による症状の悪化を約1ヵ月間認めず、その後にかなり強い離脱症状を認めることはまれにあるが、理由は不明である。ある若い皮膚科医は、何らかの理由でステロイドが皮膚に長期に残り、そのステロイドが保湿離脱の症状を押さえ、1ヵ月後にステロイド離脱症状が現れるのかもしれないと考えた。その通りかもしれない。

(1)　保湿の方法

　保湿には普通、軟膏（ワセリン、アズノール、ヒルドイドソフトなど）・クリーム・オリーブオイル・化粧品・超酸性水などの外用剤が用いられる。しかし、保湿作用のある石鹸（ボディーソープにも保湿作用はある）の使用、

晒し・バスタオルなどによって体を包むこと、また1日中蒲団の中に入ることも保湿である。服を何枚も着ることも保湿であるが、日常生活を営むためにはやむをえない。長時間や頻回の入浴も保湿である。離脱初期には全身に紅斑が出現し、体温調節機能が損なわれ、体温が時に38℃程度になることがある。この時、寒気がするためにしばしば蒲団の中に入ることになる。離脱初期には疲労感があるために蒲団の中にこもる生活は長くて1週間程度は仕方がないが、この状態から早期に抜け出る必要がある。なお、ステロイドからであれ保湿からであれ、離脱時に広範に紅斑が残っている状態では、体温は 37.5℃ までは平熱と考えたほうがいい。

　保湿の特殊な例として毎日痂皮を擦りとる行動がある。1日でも痂皮を擦り取らないと、形成された痂皮が乾燥し、突っ張り感と亀裂が出現し、痛みが生じてくる。この乾燥状態の痛みを避けるために、毎日皮膚を擦り取り、亀裂のない湿った柔らかいビラン面が常に存在するようにし、保湿状態を維持させる。1日2時間、湯船に浸かり、全身の皮膚を擦り取っていた1症例では、擦り取ることをやめるとステロイド離脱時より激しい離脱症状を示した。初めは、1～2日ごとに径2～3cm大の痂皮が出現し、徐々に痂皮形成に必要な期間が延長し、保湿から離脱できた。

(2) 脱ステロイド中、保湿がよくないことは理解しがたい

　ステロイド外用中の人に保湿剤を使用することは有効である旨の医学論文が出されている。入浴後などの保湿剤外用による皮膚症状の一時的な落ち着きを捉えて、普通の皮膚科医やマスメディアはアトピー性皮膚炎での保湿の有効性を大々的に宣伝している。このような宣伝が広くなされている状況下では、アトピー性皮膚炎に対する保湿はよいことであるとの印象を強く受ける。

　ステロイド未使用のアトピー性皮膚炎においてワセリンなどの保湿剤で乾燥による痒みを抑えることは、治療の第一選択である。脱ステロイド論者はこの場合の保湿の有効性をステロイド使用者以上に強く承認す

る（保湿で痒みが抑えられなければ保湿は中止する）。

　ステロイドを使う医師も使わない医師も保湿の有効性を述べているので、保湿はアトピー性皮膚炎患者にとって常によい治療であるかのように思ってしまう。

　では、ステロイドを減らすとき、あるいは脱ステロイド中の保湿もよい治療なのであろうか。

　多くのアトピー性皮膚炎患者はステロイドを外用している。ステロイドを外用している患者は保湿なしでは皮膚が乾燥し、生活しにくくなることがほとんどである。入浴直後のことを考えてみよう。健康人では入浴後に多少かさかさしても何かを塗らなければいても立ってもいられないという状況は起こらない。保湿依存になったアトピー性皮膚炎患者では入浴後に軟膏などを外用しなければ皮膚が乾燥し、いても立ってもいられないようになる。入浴後に保湿剤の外用なしには生活しにくい皮膚の状態は明らかに異常である。この特徴を調べると、第2章、1．(4)で述べたステロイドへの依存性と同じ依存性の特徴が見られるため、この状態は保湿依存状態といえる。ステロイド外用中に保湿の頻度や程度を徐々に強くしなければならない人がいる。このように保湿依存症のある場合は保湿はよくないことになるのである。

　「ステロイド未使用のアトピー性皮膚炎患者では保湿は正しい治療」である一方で、「脱ステロイド時に保湿は正しくない治療」である、という保湿に関して「正しい」と「正しくない」のまったく逆のことがともに正しいことは理解しにくい。矛盾することが正しくなる理由は、ある患者がステロイドを使ったか使っていないかという患者の皮膚の状態あるいは皮膚の条件の違いによるのである。ステロイド依存症その結果としての保湿依存症という特殊な条件の有無が、保湿に対してまったく逆の評価になることを理解するのは非常に重要である。

　普通の皮膚科医やマスメディアが患者を保湿依存症の深みにはまらせるのは、患者がステロイドを使用しているか使用していないかをまったく区別せずに保湿の有効性を主張するからである。根本的な思考変革が必要である。

なお、保湿依存症を有する患者の場合、軟膏、クリーム、ローションなど皮膚科医が得意とする治療薬は保湿作用を持つために、利用しにくい。皮膚の生理学や病態生理学を考え、その論理に基づいて外用剤以外の薬物などで治療しなければならない。現実には難しいが、内科的知識、外科的知識などあらゆる医学知識を総動員して治療方法を考え出す必要がある。これらの知識と詳しい観察による増悪原因探求で、対策を立てうることがある。

　一言だけ付け加えるならば、脱保湿中に体の一部だけに少量の外用剤が許されることがあるが、これについては別のところで述べる（第15章の9．の(4)と(5)と(6)の②）。

4. 成人期のアトピー性皮膚炎
（難治化アトピー性皮膚炎との区別）

　思春期以降に初めて発症するアトピー性皮膚炎（AD）症例は少数存在する。また、幼少期に症状があったがステロイドを一度も使用したことがなくよくなり、成人期に再び症状の出るADも存在する。この2者を成人期のADと呼ぶことにする。要するに、過去に一度もステロイドを外用したことがない成人のADを本書では「成人期のAD」あるいは「成人期AD」と呼ぶ。難治化アトピー性皮膚炎は成人で多いため、成人期ADと区別する必要がある。成人期ADの皮疹の特徴は乾燥であり、「難治化アトピー性皮膚炎」の特徴は湿潤である。従って両者は区別しうる。「難治化アトピー性皮膚炎」とステロイド外用経験のない成人期アトピー性皮膚炎とを明確に区別するには理由がある。ステロイドを外用したあるいは外用している皮膚と、過去に一度もステロイドを外用した経験のない皮膚では皮膚の状態が非常に異なっており、特に治療における大きな違いが生じてくるからである。ステロイド使用経験のない人は保湿が重要な治療手段となるが、ステロイド使用者では皮膚の保湿に慎重である必要がある。幼少期に湿疹があってステロイド外用治

療をしていない人は少ないので、特に注意が必要である。幼少期を過ぎた後にはステロイド外用がなくても、成人期に保湿を行うと保湿依存が再発し、難治化アトピー性皮膚炎に進展する危険性があるからである。

繰り返し記しておくが、難治化アトピー性皮膚炎では年齢規定はない。成人期アトピー性皮膚炎では年齢規定がある。

日本皮膚科学会が2007-2008年に行なった疫学調査で、青年から成人のアトピー性皮膚炎患者が急激に増加していることが示された。2000年からのガイドラインの下で発生している現象である。この急激な増加の原因の発見とそれへの対策の確立が重要な課題であることは明らかである。2016年版日本皮膚科学会のガイドラインではこのことが正面から取り上げられておらず、「遷延化した症状をかかえ生活の質の低下や社会生活の障害をきたしている患者に数多く遭遇する」(この原因として患者の責任を挙げているところには同意できない)と曖昧な表現にとどまっている。2016年3月3日にワシントンDCで行なわれたInternational Eczema Councilの講演会では、青年や成人の患者には幼少期のアトピー性皮膚炎患者とは異なる問題があるとの前提で研究が始まっていることが示されていた。成人期には別の問題があることを認めている点は進歩ではあるが、ステロイドや免疫抑制剤外用問題については全く無視されていた。青年や成人の難治化アトピー性皮膚炎患者が、脱ステロイド・脱保湿療法で改善や治癒に近い状態になっていることを直視した研究が進められることを期待したい。

(1) 幼児期などでのステロイド外用歴の確認は困難

ステロイド外用歴について患者自身の記憶のある時期についてはかなり確実に分かるが、幼少期のステロイド外用歴は本人には分からず、親に詳しく聞く必要がある。親の記憶は正確でない場合が多く、外用歴はあったが親の記憶がないために外用歴なしとされることがある。記憶がなかった以外に、外用歴があったにもかかわらず外用はなかったとされる例をいくつか示す。子どもがステロイドについて知識をもち、ステロイドを使用したことに憤りを感じている場合に、親は幼児期のステロイ

ド外用を子どもの前で隠すことがある。アトピー性皮膚炎ではなく「アセモ」に対して治療をしていたから問題はないと思い、肘窩膝膕(肘の内側と膝の裏側)にステロイドを外用していたことを言わないことがある。漢方だから西洋医学のステロイドは入っていないと思い、漢方外用剤の使用経験を言わないことがある。漢方外用剤にステロイドが混入されている場合がある。最近分かったことであるが「皮炎霜」「皮肢霜」「ATOPI CREAM」「桃源クリーム」等の漢方外用剤には、西洋医学でも最強のデルモベートというステロイドが秘密裏に混ぜられていたことが報道されている。これら以外でも、普通の皮膚科医やその他の科の医師が、実際はステロイドが入っているにもかかわらず、入っていないと偽って処方していることはかなり経験している。ステロイド入りを偽っていても、外用すると病状の急激な改善傾向があったと聞けば怪しむに十分であるが、直接医師に問い合わせるなどして詳しく調べなければ、ステロイド外用をしていないということになる。いろいろな経緯で分かってきたが、患者や家族が知らずにステロイドを使用していた場合の多いことに驚かされる。

　小児科医などでは、キンダベートなど最も弱いステロイド外用剤をさらに薄めて使用している場合がある。彼らはこの程度に弱められたステロイド外用剤ではステロイド作用やその副作用はないと信じきり、自分たちが使用している外用剤にステロイドが入っていないという表現をする場合がある。皮膚科医からの問い合わせに対して初めてステロイド外用剤の含まれていることを伝え、本人や親をがっかりさせることがあった。

(2) 幼少期ステロイド外用の重大な影響

　私がこれまでに経験した難治化アトピー性皮膚炎症例の多くは、ステロイドを長期に外用していた人々である。しかし、幼少期にごく短期間で部分的(例えば肘窩膝膕だけ)なステロイド外用で症状がすぐに消えた後、長期にわたってステロイド外用はなかったが、青年期になって体の一部に症状が出現し、ステロイド外用で急激に全身に皮疹が広がり、難

治化アトピー性皮膚炎になった症例をいくつか経験している（実際の青年期の経過は次の通りと考える。少し出現した皮疹に対して強いステロイド外用剤を使用し、皮疹がよくなり、治療を中止する。しばらくして離脱症状が出現した時に広範囲に皮疹が出現する）。この経験は、幼少期のステロイド外用の重大性を示唆するものと考えている。問題は二つあり、部分的な外用であるにもかかわらずその他の部位にも影響を与えることと、皮膚が若いころに受けた刺激を長期間記憶していることである。後者はエピジェネティックな機構、すなわち核酸 DNA の塩基配列（ACGT の並び方）に依存しない染色体の変化による遺伝子発現制御機構によるものであると考えている。この考え方のヒントは、妊娠初期に母親の栄養状態が悪かった赤ちゃんは何十年もあとに生活習慣病になりやすいという発見である。

　私の行った研究で、幼少期にステロイド外用をしたことと難治化アトピー性皮膚炎患者の抗利尿ホルモン高値とに関連があったこともその一つの表れではないかと思われる。また、幼少期に症状が軽くても、成人期に重症になる人の率は少なくない。幼小児期のステロイド外用問題は第 23 章「幼小児の問題」の「2．小児でのステロイドや免疫抑制剤の使用」のところでも述べる。

5. ステロイドによる皮疹の抑制と　　ステロイド皮膚症としての皮疹の保持

　難治化アトピー性皮膚炎患者では、好発部位（肘窩、膝膕、頸、額、上胸、肩、手首）以外の部位に、すなわち肩甲骨部、腋窩（わき）、肘と手首を除いた上腕や前腕、ソケイ・膝・足首を除いた大腿や下腿、腰、腹部などに紅斑、丘疹、苔癬化、鱗屑（フケのようなもの、第 28 章）、痂皮が重症化し、好発部位の皮疹、特に肘窩膝膕の苔癬化皮疹が目立たなくなっていることがしばしばである。このような症例でステロイド離脱を行うと、時間経過とともに、非好発部位の皮疹が改善し、好発部位の皮疹の悪化が目

立ってくる。特に肘窩膝膕では明瞭である。時に、ステロイドからの離脱開始前には肘窩膝膕などにまったく皮疹がなく、離脱開始後にその部位に湿った苔癬化皮疹の出現することがある。ステロイド外用によってアトピー性皮膚炎の皮疹を抑制はしているが治しておらず、苔癬化を起す機構も除去されずに残っていることを明瞭に示している。なお、稀に、非好発部位だけに皮疹の悪化が生じ、好発部位には生じないことがある。ステロイド外用中にアトピー性皮膚炎が消失してしまったかのようである。この場合は、副作用を抑えるためだけにステロイドを外用していたことになる。悲しい限りである。

痒疹（ようしん）（1cm程度までの硬い隆起で、頂上にはしばしばビランがある）が多発している症例では、ステロイド治療によって痒疹は次の経過をとっている。皮疹のできはじめには、ステロイドは皮疹の消失にも瘙痒の抑制にも効果があった。が、次第に瘙痒に対して効かなくなり、ステロイドを外用している限り痒疹の数や大きさが増え痒みも強くなる。しかし、脱ステロイド・脱保湿をすると痒疹は消失する。ステロイド外用による痒疹の経過は、ステロイドがアトピー性皮膚炎の皮疹を、特に痒疹の場合は、初期には消失させるが、ある時期を過ぎると皮疹の保持拡大に働いているという矛盾する二つの働きを持っていることを明瞭に示している。

苔癬化を起こす機構と痒疹を起こす機構との違いを考える場合に興味ある現象である。

6. 脱ステロイド・脱保湿療法はステロイドの副作用を治療するが、アトピー性皮膚炎を直接に治療するものではない

前項での説明でも分かるように、脱ステロイド・脱保湿療法はアトピー性皮膚炎を直接的に治す治療法ではなく、ステロイドや保湿剤の副作用を除去する治療をするだけである。しかし、脱ステロイド・脱保湿療法は、ステロイド外用により自然治癒を遅らせられ阻害されているアトピー性皮膚炎を解き放ち、自然治癒に向かわせるのである。副作用に

対する治療と本来のアトピー性皮膚炎に対する治療とを明瞭に区別すべきである。

7. 幼児にも起こる

「難治化アトピー性皮膚炎」という名称を使用しているが、年齢的規定を設けていない。理由は成人に限らず、乳児から老人にまで本症が認められるからである。正しくは「ステロイド依存性皮膚症を伴ったアトピー性皮膚炎」というべきである。我が子をよく観察していたある母親が、「3～4日ステロイドを外用するだけでそれ以後に外用を止められなくなるようで、非常に短期間に依存性を獲得してしまうようです」と述べたことがある。幼小児にも「難治化アトピー性皮膚炎」は起こるのである。この説が嘘と思う人は、だまされたと思ってステロイド外用をしている幼小児患者に脱ステロイドをしてみることである。少しの悪化でただちによくなる子どもを嫌というほど見ることになるので、嘘でないことはすぐに分かるであろう。

　不思議ではあるが、小児の場合、ステロイドを使用してもそのうちに皮疹が出なくなり、外用しないですむようになることが多い。ステロイド依存症になっていて、ステロイドから離脱できなくなっていても不思議ではないのに、外用を中止できているのである。ステロイド外用開始から中止にいたるまでの外用の仕方と皮疹の変化の時間的関係について、親からの確実な経過説明はほとんど聞き出せないために、外用しないですむようになる機構は不明である。外用しなくて生活できるようになっても、本当に皮膚がよくなったといえるかどうかは不明である。乳幼児の皮膚は胎児期(赤ん坊がお腹の中にいる時期)から連続した発育過程にあり、体の成長に伴って非常に多くの調節機構がうまく働き、皮膚面積の拡大と皮膚の厚さの増加を調節しつつ、皮膚を成長させている。平たく言えば、身長50cmの生まれたての赤ん坊は、身長の伸びにあわせて皮膚細胞を上手に増殖させ、皮膚の薄すぎるところや分厚すぎると

ころを作らずに成人の身長170cmにちょうど合った皮膚に広げるのである。この過程は同時に皮膚内外の環境に対する適応過程でもある。よく擦れる所は頑丈に、暑い季節には汗をかきやすく、寒い冬には体温の放出を抑制することに慣れるように作り変えられていく。このような絶妙の調節機構を作りながら成長する皮膚にステロイドを塗ることは、ステロイドの存在を含めた環境への適応過程が進むことを意味する。ここからどのような機構を通じてステロイドなしでも皮膚がよくなっていくかは、多くの小児例を観察することによって可能となるであろう。

　幼児期の短期ステロイド外用後、何も皮疹のない状態が続いた後で思春期に皮疹が少し出現し、ごく少量のステロイドを外用するだけで急激に全身に皮疹の拡大することがあることは述べた。この現象はステロイドにより作りかえられた皮膚と関連があるかもしれない。次のように考えることもできる。成人期に、部分的なステロイド外用により一部の皮膚に大量にステロイドが存在することになると、その情報が全身の皮膚に広がり、例えばステロイド受容体が急激に減少（Proc Natl Acad Sci 2006; 103: 5496-501, J Exp Med 1997; 186: 1567-74）するなどして、相対的に皮膚における副腎皮質ホルモン機能不全が起こるという考え方である。部分的な外用でも全身の皮膚に影響を及ぼしていることについては別に述べる（第15章、「4．ステロイド外用部位以外での皮膚の反応（遠隔皮膚の連絡反応）」）。

　乳幼児でのステロイド外用を社会的な理由で中止できなかったことを経験している。あるとき、こういうことを言われたことがある。「我が家は文化住宅で防音がまったく十分でなく、赤ん坊の泣き声がすぐ隣に聞こえ、近所迷惑になる。だから、ステロイドでもつけて痒みを抑えないと今の家では生活できない」と。赤ん坊がステロイド依存症になっていることは確実であったが、この話に対しては何も返答することができなかった。アトピー性皮膚炎を発症させないこと、発症しても激しい痒み痛みをもたらさないことが医療上できることであり、住居環境の問題は社会問題としてのみ解決可能である。この問題については本書の範囲を超えるので省略する。

8. 難治化アトピー性皮膚炎の発症頻度

　私が名古屋市立大学にいた時にこの計算をした。

　岐阜大学皮膚科に居られたS先生はアトピー性皮膚炎の発生率と受療率を調べられた。生まれた子どもの2割がアトピー性皮膚炎になり、その半分が、従って1割の子どもが治療を受けていた。このデータを使用させていただいて、ステロイドを外用したことのあるアトピー性皮膚炎患者の何割が難治化アトピー性皮膚炎になるかを概算した。

　生まれた子どもの1割、例えば100人に10人が治療を受けるが、この治療はほぼ100％がステロイド外用治療である。名古屋市立大学医学部の学生は毎年80人に1人ぐらいの割合で難治化アトピー性皮膚炎を有している。高校生でも50人か100人に1人は難治化アトピー性皮膚炎に罹患している。ここで計算しやすくするために少し少なめに見積もって、思春期での有病率を100人に1人とする。生まれた子どもの100人に1人、従ってステロイド外用治療された10人に1人、すなわち1割の人が難治化アトピー性皮膚炎に罹患していることになる。10人に1人の人が罹患する率を高いと見るか低いと見るかは、人によって異なる。しかし、ステロイドを使用せずともほとんどの人が治癒する病気であり、多くの幼若患者が非ステロイド系外用剤外用でしばらく様子を見ていれば治っていく。このように起こらなくてもすむ副作用であることを考え合わせると、非常に高い副作用発現率であると言わざるをえない。

　上記のように、私の試算ではステロイド外用治療されたアトピー性皮膚炎患者の1割が難治化になっている。ということは、残り9割はステロイドを使用しても悪化していないということである。恐らく、ステロイド依存になりやすい皮膚の持ち主とそうでない人がいるのであろう（依存しやすさに明瞭な境界がある可能性はある。しかし、境界がなく連続的に変わっていくならば、何らかの基準で区別することは難しくなる）。ステロイド依

存になりやすい条件がステロイド使用前に判断できるようになれば、ステロイド依存にならないと判断される人では問題なくステロイドの使用が可能である。現時点では、ある特定の患者にステロイド外用が安全かどうかの判断はできない。最近、ヨーロッパ人種で表皮細胞の成長に必要なフィラグリンという蛋白質の異常が、成人になるまで長引くアトピー性皮膚炎の要因として重要であるとの報告がなされた（ただし、日本の北海道地方で調べた結果では、北海道の患者の5分の1程度に見つかっている）。この方面の研究が発展すると一つの解決策になるかもしれない。

　アトピー性皮膚炎として治療された患者の10分の1の人たちが「難治化アトピー性皮膚炎」になり苦しんでいることを認めるならば、慎重な対応が必要なのは言うまでもない。どのような患者で難治化アトピー性皮膚炎が生じるかが分からない間は、アトピー性皮膚炎に対するステロイドの使用に警鐘を発することが皮膚科学会に求められていることである。2009年版日本皮膚科学会「アトピー性皮膚炎診療ガイドライン」（古江増隆他）は、難治化アトピー性皮膚炎の予防にはならず、かえって増加させる働きを持つものであり、根本的な書き直しが必要である。

9. 接触皮膚炎の合併は？

「ステロイド外用を中止して治るから、外用剤による接触皮膚炎を考えるべきである」というもっともな意見がある。これに答えるために、24人の患者にステロイド離脱時とその時までに使用したことのある外用剤についてパッチテスト（背中などにかぶれの原因と思われる物質を48時間貼りつけて皮膚炎が起こるかどうかを調べる検査）を行い、接触皮膚炎（かぶれのこと）の有無を調べた。4人にかぶれが見つかったが、各人それぞれ1種類の外用剤で陽性であり、ステロイド離脱時に使用していた外用剤は2種、離脱より前に使用を終了していた外用剤が2種であった。離脱時に使用していた2種は、ステロイドと尿素軟膏（尿素の入った軟膏）であった。従って、使用中の外用剤に接触皮膚炎を有する難治化アトピー性皮

膚炎患者は1割程度である。

　接触皮膚炎を合併する症例では、ステロイド外用を中止すると離脱症状を示さず、急激に改善する症例がほとんどである。逆に言えば、離脱症状の軽い人の場合は、それまで使用していた外用剤に過敏性があり、将来にわたってその外用剤を使用しないほうがよい可能性を考えなければならない。しかし、このような症例でもステロイド依存性皮膚症を合併していることは言うまでもない。ステロイド離脱後の皮疹安定初期に、接触皮膚炎の原因検索を目的としてパッチテストを行うと、急激に全身に皮疹が出現して非常に激しい離脱症状様症状を呈した症例があった。この症例では、初めの離脱期の症状よりパッチテストによる誘発皮疹の症状のほうが重症であり、治療期間も長かった。この経験をして以降、よほどの必要性がない限りパッチテストによる接触皮膚炎の原因物質の検索は行わないようにしている。

10. アトピー性皮膚炎はアレルギー疾患か？

　アトピー性皮膚炎（AD）は免疫グロブリンE（IgE：蕁麻疹や喘息などのアレルギーを起こす抗体蛋白）アレルギーが原因で発症する、あるいは増悪すると世界的に考えられている。しかしこれは本当であろうか？
　AD患者に、免疫・アレルギー学的に異常な現象が多数あることは疑う余地はない。例えば、予防注射後に皮疹の増悪があったり、接触皮膚炎を合併するADは非常に治りにくいなどである。ADに免疫・アレルギー的異常が存在するとしても、それがADの発症や悪化に原因的に作用しているか、あるいは付随的に存在しているかという点については、慎重な検討が必要である。現在の世界的研究の流れの中では、ADがアレルギーと関係があると思って研究している人たちがほとんどであるので、その研究は、自分の研究領域すなわちアレルギーの中で新しいものを発見しようとする。このため、正確で厳密な評価や考察は生まれにくく、自分たちの期待する結論へ無理やり導こうとする傾向がある。私が

観察した多くの症例では、アレルギーがADの原因であると思える現象はほとんど見あたらない。私は、アレルギー現象を抗原特異的（免疫を起こすある特定の物質に厳密に限定されているということ）な免疫現象であると捉え、炎症一般の中でリンパ球（免疫を担当する細胞で大きくはT細胞とB細胞に分かれる）が果たすその他の役割とを区別している。このようにアレルギーを捉えるならば、アトピー性皮膚炎はアレルギーとは無関係であるということは正しいと考えている。

　もう一つ、最近のアトピー性皮膚炎の研究について評価する場合に注意すべき点がある。現在、アトピー性皮膚炎に関する多くの研究がステロイド外用剤の影響を十分除いた上で行われていない（ステロイドや保湿離脱後の安定期に行われていない）ということである。調べている対象が、ステロイド外用剤の影響のない本来のADの現象であるのか、ステロイドにより修飾されたステロイド依存性皮膚症に生じている現象であるのかが分からない点である。プロトピック使用開始以降は、プロトピックによるさらなる修飾が問題となる。ステロイド外用中にはカポジ水痘様発疹症が見られるが、ステロイド離脱後には非常に増加すること一つを取ってみても（以前は減少すると考えていたが、見逃しであったと考える）、体の免疫学的状態がステロイド離脱前後で違っていることを納得させるに十分である。この違いはまだ臨床観察的な違いにすぎない。基礎的な研究が必要であることに疑問の余地はない（日本で作られたアトピー性皮膚炎の重症度分類についても同じ欠陥がある。ステロイド外用を中止すれば本来のアトピー性皮膚炎の好発部位にのみに皮疹が残ることや、最重症と考えられている痒疹もステロイド外用を中止すると消失するのであるから、アトピー性皮膚炎の本当の重症度を示しえていないことは明白である）。

　ADにおけるIgEアレルギーはごくまれにしか見られない。唯一の例外は乳幼児期の食物によるものである。しかし、この発症も、アレルギー検査で陽性であっても、そのうちのごく少数の子どもにしか起こらず、多くは2歳までの一時的なものである。2歳以降で蕁麻疹型反応が起こるのは正常人とほとんど変わらない。従って、食事だけに限って言うならば、乳幼児や小児に対する食事制限はほとんど無意味で、有害でさえ

ある。この点は保育所、幼稚園、小学校などでもっと知られる必要がある。最近では、アレルギーが確認されている子どもに積極的に摂食させてアレルギーを抑える治療も行なわれている。

　抗アレルギー剤を販売する企業やアレルギー検査を提供する企業は、経営上これらの使用を維持拡大することを目指す。そのための「エビデンス（証拠）を獲得」しようとして、多くの治療実験的研究を組織して大学や研究機関に金をばら撒き、アレルギー以外へ研究方向が変更されることを阻止しようとしている。研究機関の理性的対応が望まれる。

　IgE が関与するアレルギーがアトピー性皮膚炎発症にどの程度関与しているかは Halbert AR et al が「アトピー性皮膚炎：それはアレルギー疾患か？」という題で批判的にアメリカ皮膚科学会雑誌に書いた論文（J Am Acad Dermatol 1995;33:1008-18）を一読すれば、IgE アレルギーがどれほど不確実な根拠しかないかが分かる。この論文を私のコメントを含めて手短に紹介する。

(1)　Sulzberger の定義の間違い

　1933 年に Wise と Sulzberger によって、アトピー性皮膚炎（AD）は「他の湿疹性皮疹と異なって、以下の九つのものが重要な特徴であるとされた。アトピーの家族歴、先行する乳児湿疹、屈側部に病変が限局すること、灰褐色調の皮膚色変調、水疱（水ぶくれ、第28章）の欠除、血管運動（血管が収縮したり拡張したりすること）の不安定性、パッチテスト陰性の一次刺激物が多数存在すること、擦過あるいは皮内テスト（抗原を皮膚の浅い所に注射して蕁麻疹が起こるかどうかを調べるテスト）に対して即時型膨疹反応（皮内テストで注射後数分程度で蕁麻疹が起こる反応）を示すことが多いこと、そして血清中の多くのレアギン（今では IgE であることが分かっている）の存在」（マルカッコを除いたカギカッコ内は引用）である。1935 年には、「AD の発生に食物と空気浮遊物による過敏症の重要性」が強調された。私は二つ目の括弧の中の「過敏性の重要性」の強調が AD 研究の大変大きい障害になっていると考えている。

(2) アレルギー説の根拠とされるもの

　最近に至るまで AD のアレルギー原因説を唱える人々の主張は以下の内容である。「1.　AD をもつ子どもは高率に個人的なアトピー歴があり、50 〜 80％に喘息やアレルギー性鼻炎を発症する。2.　患者の 58 〜 68％にアトピーの家族歴がある。3.　血清 IgE 値の高い患者の率は、高い報告の場合には 80％まであり、種々の環境アレルゲン（アレルギーを起こす原因物質）に対する即時型皮膚反応が陽性になるのも高頻度である。4.　何人かの AD 患者では、食事アレルゲンが皮疹を増悪させ、除去した食事が適切であれば、皮膚症状を軽快させることがある。5.　何人かの AD 患者では吸入アレルゲン、特に家塵中のダニ抗原を用いた皮膚貼布試験（パッチテストのこと）で湿疹病変を誘発しうる。」

(3) IgE 関与の薄い根拠

　これに対して、本論文の著者たちは IgE の関与が薄いという根拠として以下のものを挙げている。1）喘息を合併した AD 患者に IgE 高値を示す患者が多いが、AD 単独では低い。IgE の値と皮膚状態が相関しない。すなわち、ヒト IgE の血中半減期（血液の中で濃度が半分になるまでの期間）は 5 日程度だが、AD 患者の皮疹改善に遅れること数ヵ月から数年で IgE が減少する。2）IgE 欠損症患者でも発症する。3）IgE 合成の高い喘息患者の 15％程度に AD が発症する。4）11 番染色体長腕の 13 位（11q13）にある高親和性 IgE 受容体の β 部分（IgE がよくくっつく受容体の一部）の異常は、喘息と連鎖（遺伝子が近い位置関係に存在すること）があったが、AD との間にはなかった。

　以上の基本的な点を踏まえて以下のように結論づけている。「AD の原因はいまだ不明である。現時点では、アレルギー機構が中心的な病態発生（病気が起こること）の役割を担っているという証拠は貧弱である。AD 患者の多くは確かにアトピー体質を持ってはいるが、血清 IgE 高値や抗原特異的感受性は皮膚炎発生に必須ではなく、呼吸アトピーが合併しない場合にはしばしば存在しない。多くの、特に軽症〜中等症の AD 患者では、食物アレルギーはなく、食事調整は有益でない。たとえ食物

アレルギーが存在しても、アレルゲン忌避(忌み嫌うこと)によって皮膚炎の完全な消失はめったにおこらず、ごく一部の患者のみが、指導された除去食で長期の利益を得る。母乳栄養延長や固形物摂取遅滞で乳児期にアレルゲンを忌避すると、生後1年間の皮膚炎発症率(病気が発生する率)を下げることはあるが、多くの研究は、2歳までにはADの累積有病率(病気になった人の合計の率)に影響を与えないとしている。」

(4) 吸入アレルゲンなど
「ADへの進行あるいはADの増悪における吸入アレルゲンの役割は明瞭になったというにはほど遠い。現在、吸入アレルゲンが皮膚に直接接触するとAD患者の約3分の1にIgE依存型の遅延型過敏反応(かぶれのように接触してから1～2日後に起こってくる湿疹反応)を起こすことは明らかとなっている。しかし、これの臨床的な関連性は不明である。なぜなら、吸入アレルゲンに対するパッチテスト陽性反応は、皮膚炎の既往のない何人かのアトピー患者にもみられるからである。今までのところ、吸入アレルゲン曝露を減少させる環境調整で、持続的に有益であったことを示す上手に実施された対照臨床試験はまだない。もう一つの潜在的環境アレルゲンである黄色ブドウ球菌は疑いもなくADを増悪させるが、これがIgE依存型の経路であるかスーパー抗原(特異抗原を介さないで、従って膨大な数のTリンパ球を活性化させる黄色ブドウ球菌毒素)であるか、あるいはまた何か他の機構を通してであるかはわかっていない。」(第7章、5.参照)

(5) IgE依存過敏反応
「IgE依存性過敏反応は、ADの病態発生に中心的役割を果たすことなしに、時にはADを増悪させる原因になりうる。たとえば食物過敏反応中に放出されるヒスタミンは特異的に皮膚炎そのものを作り出すわけではないが、瘙痒の一時的増加を起こす。StraussとKligmanは、アレルゲン(アトペン：アトピー性皮膚炎でアレルギーを起す抗原)に特異的な過敏性をもったアトピー患者にアレルギー性接触皮膚炎を作ることによっ

て、その接触皮膚炎の増悪をアトペンの吸入負荷試験や局所外用後に示すことができた。彼らはこう結論した、影響されやすい人にあっては、特異的アトペンは、原因的に無関係な皮膚炎の増悪を誘発することができる、と。

　最後に、ADの病態発生におけるアレルギーの影響を明らかにすることは、治療上重要なことを示唆している。現在の我々の知識をもってすると、AD患者の多くは臨床的に関係のあるアレルギーを有していないようである。従って、日常的にアレルギーテストを実施したり食事制限や環境調整を進言することに正当な理由はほとんど見いだせない。どちらかといえば、これらの患者は、自分たちの皮膚管理方法を最適にするよう奨励されるべきである。」

11.　社会の諸矛盾の反映

　アトピー性皮膚炎の病気の回復は生物学的あるいは医学的に解明されるであろう。しかし、難治化アトピー性皮膚炎は生物学的検討では十分ではない。難治化アトピー性皮膚炎は医療や社会の諸矛盾を反映する疾患であるため、解決すべき多くの問題が存在する。

　医療は人間生活における修理活動といえるものである。一つの国の国家財政を考えた場合、修理活動は少なければ少ないほどよい。人間活動の他の分野へ資源をより多く使用できるからである。修理活動を少なくするためには効果的で効率のよい予防活動が重要である。本来、医療は病気発生の減少を目指す活動に多くの資源を投入するべきである。しかるに、今までの日本の医療制度では、患者数が増加し、多くの薬を処方し、多くの検査を行ったほうが医師や病院に多くの収入をもたらすようになっている。アトピー性皮膚炎治療においても、食事、運動、摂水、入浴、保育などの指導をしてもまったく収入がなく、古典的なワセリンや亜鉛華軟膏だけでなくステロイド軟膏を処方するほうがはるかに医師の収入がよい。このため、ついステロイド外用剤の使用に走るのである。

老齢人口の増加は老人医療費を高騰させ国家財政に大きな負担をかけるので、老齢医療における患者負担を多くして国家財政を健全化させなければならない、という論理がまかり通っている。別の見方もできる。高騰してきた医療費の最終的配分はどうなっているかを見ると、製薬企業や検査機器企業など医療関連企業への配分が多くなっている。このように分析すれば医療関連企業への配分を減らす方策を採ることが国にとって必要となる。しかし医療関連産業への配分金を減らすことについては、一般に行われる講演会や国の見解などではほとんど述べられない。国庫負担は減らすが患者負担増によって、医療関連産業が日本の医療制度を使って大儲けを続けている。皮膚科関連ではステロイド外用剤、免疫抑制剤、抗アレルギー剤などを販売する企業やほとんど意味のないIgE-RAST検査を提供する企業が、患者から多くの金を吸い取って繁栄しているのである。医療関連産業の非営利企業への転換なしにはこの問題は解決しない。

　日本では、一般的に薬はよい作用をもち、副作用はなくて当然である、という発想が多い。薬にはいろいろな作用があり、人間にとって都合のよいものに薬効と名づけ、都合の悪いものに副作用と名づけているだけで、必ず副作用はある。臨床医学における薬物の副作用軽視の風潮は、日本において古くから存在する。多くの薬害問題が存在することがそのことを示している。ステロイド外用剤においても、弱ければ副作用はないから安心である、フッ素の入っていないステロイドは問題が少ないので顔に塗っても大丈夫などという真実を隠す主張が平然と語られている。このために、副作用は大規模に発生している。

　化粧品会社はマスメディアを通じて、美しい女優に化粧をさせ、人工的に皮膚を美しく見せることを宣伝している。このことだけを取り上げれば悪いことではないが、皮膚に障害を持つ人々に不可避的に劣等感を持たせ、特に難治化アトピー性皮膚炎など成人期に皮疹の出る人々に引きこもりなどの非社会的生活を余儀なくさせる一因となっている。人間の美しさをもっと広い目で見て多くの美しさを承認するような社会を作る必要があるように思われる。学校教育では試験での点数の高いこと

がよい学生であると思わせるような教育が行われ、また個人の尊重という名目で周囲の状況を無視し自分だけがよければよいという風潮が作られ、類としてのヒト全体の福祉を考慮することを悪平等であるとか、個性の埋没化につながるなどと主張されている。病人や弱い人々をどのように保護支援していくべきか、皮膚病変を持つ人々の悩みをどのように解決していくかなど、国は社会全体として解決することを実質上放棄し、さらに逆行させている。

　外科的手術治療や内科的薬物治療の長期的予後についての研究は重要である。外用剤治療でも長期的予後が問題になりはじめている。多くの皮膚科医はこのことについてほとんど気にかけていない。古くは梅毒に対する砒素（サルバルサンなどの薬物名で第二次世界大戦直後に使用された）治療や、白癬（水虫）に対する（イオン化）放射線治療によって表皮内癌（ボーエン病）や扁平上皮癌の発生が問題となった。近年開発されている強い薬物について、皮膚科的外用治療における長期的安全性の視点の欠如は、特に大きな問題を引き起こす可能性がある。難治化アトピー性皮膚炎問題におけるステロイドがこの最初の表れである。おそらく、次はプロトピックであろう。今後の長期大規模研究は、医師の自主的活動として行うことは研究費の捻出問題でほぼ不可能になりつつある。必然的に企業が自分たちにとって都合のよい（よく売れる根拠となるデータを集める）研究のみを計画し、その結果のみがエビデンスのある研究として大手を振って科学雑誌に登場する。研究の方向性が薬剤生産者の利益のために決められることになれば、不可避的に不必要な薬物投与が行われることとなる。研究といえるほどではないが、外用剤の適量を示すとされるFTU（finger tip unit）の考え方はこれの典型である。両手掌ほどの面積には1FTUの長さ（人差し指の末節の長さ）の外用剤をチューブから出して塗るというものである。私の計算によると、約9倍の外用剤を塗ることになるのである。

　いくつかの皮膚科や小児科などの医療機関を受診すると、アトピー性皮膚炎に関してまったく逆の説明を受ける。多いのは「ステロイドで早く治さないと治らなくなる」という説明である。私のところを含め、ま

れに「早く治す(=ステロイド外用剤を塗り短期に症状を消す)ことは、大人になって難治化アトピー性皮膚炎になる準備をするということで、青年になって大変になることがある」という説明を受ける。このようなまったく逆の話を聞くことになる原因は、時間的な経過から説明すると、ステロイド外用剤でアトピー性皮膚炎の症状を急速に抑える治療が開発され実施されていた中で、アトピー性皮膚炎にステロイドを外用すると依存性ができて、ステロイドがやめられなくなることが新たに分かりはじめたからである。新しい発見が一般的な知識になるまでには、普通かなりの時間がかかる。しかし、大きな社会問題になっている場合は、混乱を早期に収めるためには迅速な対応が必要である。しかし、新しい発見に利益を感じない人々がおり、その人々の抵抗が新しい発見の広まるのを遅らせている。これが二つのまったく違う説明がいつまでも残っている原因である(第21章「4．日本皮膚科学会主流派がステロイド治療に固執する本当の理由」を参照)。

第3章　脱ステロイド

1．脱ステロイドの二つの意味

　脱ステロイドには二つの意味がある。一つは、薬物として外用された化学物質としてのステロイドが皮膚から除去（あるいは不活化）されること、もう一つはステロイド外用により生じた種々の調節機構の撹乱（外用ステロイドの影響）がもとに戻ることである。なお、ステロイド外用をやめることを「ステロイド離脱」あるいは「ステロイドの中止」と表現することにする。

　薬物として外用されたステロイドがヒトの皮膚からどのようなスピードで除去されるかを詳しく検討した研究はないが、ネズミでの実験から判断すると短期間に終了すると思われる。ネズミの皮膚に外用されたステロイドは4日後に約10％が残っている。4日で10分の1の濃度になることを前提に計算すれば、8日で1％、12日で0.1％、16日で0.01％、20日で0.001％になる。外用直後の皮膚でのステロイドの濃度が血中コーチゾールの約100倍であるが、デルモベートを外用していたとしても（ちなみに、最強の外用ステロイドであるデルモベートは低く見てコーチゾールの約1000倍の強さがあるので、デルモベートを外用すれば、皮膚局所でのステロイドの強さは血中コーチゾールの10万倍〔$100 \times 1{,}000 = 100{,}000$〕という途方もない値となる）、20日でほぼ血中と同じ程度の強さのステロイドが残るだけとなる。皮膚や血液にはステロイドを不活化する酵素があるので、長くみて20日で薬理作用のある外用ステロイドの化学物質はなくなると考えられる。もちろん不活化されたステロイドが多少代謝を受け、細胞壁などに残ることはあるが、ステロイド作用のないものであり、まったく問題にならない。ネズミの皮膚での実験から類推すると、物質としてのステロイドは皮膚や体内から約1ヵ月で除去されると考えられる。

調節機構の撹乱からの完全な離脱時期や状態の特定は難しい。その理由は、第一に、保湿を続けている限り調節機構の撹乱が残っていると考えられるからである。なお、保湿を続けている場合、ステロイドのどの影響がどの程度皮膚に残っているかはまったく分かっていない。第二に、ステロイド外用による調節機構撹乱の回復速度が不明なためである。調節機構撹乱の回復の一つと考えられるストレスへの抵抗力の回復を考えてみよう。保湿を中止して皮膚が安定していても、離脱症状からあまり経っていない時期では、軽い肉体的あるいは精神的ストレスで皮膚は容易に悪化する。時間が経てばストレスの程度が強くなっても皮膚は悪化しにくくなり、また悪化しても悪化の程度は軽くなる。ステロイド離脱症状後の抵抗力の改善について、ストレスへの抵抗力がどの程度戻っているか、どのようなスピードで抵抗力が回復するかは分かっていない。人により大きなばらつきがあるようである。第三に、皮膚を悪化させるストレス強度の評価も難しい。第四に、アトピー性皮膚炎の自然治癒速度（本来のアトピー性皮膚炎の活動性の低下速度）が不明であるためである。しかし、長期にわたって皮疹悪化を見ない人が徐々に増加していることは、ステロイドによる調節機構の撹乱ももとに戻りうる高い可能性を示している。調節機構の撹乱が完全にもとに戻るには、年単位の長い期間が必要である。

2. 脱ステロイド・脱保湿の完了時期をいつ実感しうるか？

　ステロイド外用と保湿の中止後、離脱症状が治まりいったん皮疹が安定するのには、平均2～3ヵ月かかる。この後、調節機構の回復という第二の意味の脱ステロイドの完了を実感しうる時期はいつであろうか。現時点ではそれを示す具体的な基準や検査法はない。

　前項で述べたが、ステロイドにより惹起されたストレスへの抵抗力などの対処能力減退（例えば風邪を引いたときに皮疹が突然悪化するようなこと）

は、皮疹安定後は徐々に改善するが、かなり長期にわたって軽いストレスでも皮疹が悪化することはある。このようなことが起こる状態では脱ステロイドが完了したとは言えない。

　ステロイド離脱後、半年から数年でもとの皮疹がまったくなくなり、種々のストレスでも皮膚の悪化を見ない症例のあることから、この程度の期間内に撹乱が完全に可逆的に整復されうることはあると言えよう。しかし、後で抗利尿ホルモン（アルギニン・バゾプレッシン：AVP）の所で述べるように（第18章の「7．脱ステロイド・脱保湿時の皮膚悪化と脳幹との関連」）、皮疹がなくなってもホルモンの異常値がいつまでも続くことがあり、なんらかの撹乱や異常が残る可能性は否定できない。ステロイド外用中の患者の末梢白血球のステロイド受容体の減少や、喘息でステロイド吸入中の患者の細胞でステロイド受容体の発現に変化のあることも分かっている。ステロイド離脱症状改善後のこのような検査値の変化が皮疹発現の時期との関係でどういう経過をたどるかは興味あるところである。誠実な研究者の研究に期待したい。

　第二の意味の脱ステロイドが完了したことを実感しうる時期というのは、種々の刺激やストレスに遭ってもステロイド依存性皮膚症やアトピー性皮膚炎の皮疹が出現しなくなった時、という表現はできるであろう。しかし、これが言えるのは、相当長期にわたって皮疹ができなかったという経過を経験してのことである。従って、離脱完了時期までの期間を前もって予測することは不可能であるし、脱ステロイドのある時期において、その時点で本当に完了しているかどうかについて曖昧さが残るため、残念ながら患者は不安を抱え続ける。

　脱ステロイドを完成させるためには脱保湿をしなければならないが、脱保湿の完了時期も判定しにくい。保湿離脱の約半年後、顔への化粧を行って何の変化も起こさない場合もあれば、保湿離脱5年後にごく少量の保湿剤を肘窩に外用すると、急に広い範囲に苔癬化局面が出現するようなこともある。女性の場合は、友人や本人の結婚式などで、必要に迫られて化粧をすることがある。化粧を落として2～3日の間様子を見て、何も起こらなければ短期の保湿には耐えうるようになっていること

を示している。しかし、2日、3日と連続で化粧をすると発赤の出現することがある。従って、女性の場合、時々化粧をするということが脱保湿進行状態の判断機会を与えているとも言える。しかし、化粧開始の時期はできるだけ遅らす方が安全であるし、化粧を再開する場合でもはじめから連日化粧をすることは避けた方がよい。

3. 脱ステロイド・脱保湿療法を行う心構え

「ステロイド外用剤を塗りたくはなかったけれども、塗らなかったら皮疹が悪化するので塗らざるをえなかった」と考えてきたアトピー性皮膚炎患者は、ステロイドを塗るのをやめたときの皮膚の悪化はアトピー性皮膚炎の「活動性が強くなったため」と考えてきた。実際はアトピー性皮膚炎が悪化したのではなく、ステロイド外用を中断したことにより皮膚局所での副腎皮質ホルモン機能不全症が起こり、言ってみれば皮膚のみの「副腎不全」が生じているために起こっているのである。すなわち薬物中毒からの離脱症状として皮膚が悪化したのである。

　従って、まず第一に、ステロイドからの離脱による悪化と本来のアトピー性皮膚炎の悪化とを区別して治療に向かう考えが必要である。言葉でこのように述べるのは簡単ではあるが、実際の皮膚の症状は簡単に区別することは難しい（もちろん、アトピー性皮膚炎治療に関してこれほどの混乱が起こっているのであるから、専門の医師にとっても難しいことなのである）。経過を詳しく観察し、本来のアトピー性皮膚炎の好発部位を常に頭に思い浮かべ、皮疹の移り変わりを捉えて評価していく必要がある。そのためには、ステロイド離脱時の経過をよく評価しうる医師の助言が必要不可欠である。第二に、ステロイド離脱をすると、特にその初期3ヵ月ほどは、いったん皮疹が悪化し、見た目も自覚症状（痛み、痒み）も悪化した後にはじめて改善に向かうという過酷な大変苦しい経過を経るため、本人の我慢と努力が絶対に必要である。さらに、皮膚の改善の途中で、見た目も自覚症状もかなり周期的に悪化する。皮疹がよくなっても痒みは

離脱のはじめと同程度に残ることも多く、自覚症状の悪化や改善の遅いことに焦らないことである (第15章参照)。第三に、外用を中止して約3ヵ月で問題がなくなるというものではなく、何年にもわたり長期に自分の生活を規則正しくし、健康増進の努力をしていかなくてはならない一種の修業のようなものでもある。特に、離脱症状安定後1～2年間は季節の移り変わりとともに皮膚の一時的悪化が生じやすい。第四に、脱ステロイド中では、一般的に世間でアトピー性皮膚炎の治療にいいと言われていることの逆が正しい治療であることが圧倒的に多いため、途中で自分の治療に自信が持てなくなることがしばしば起こる。例えば、肌に優しい石鹸とかアトピーにいいとか言われている石鹸は、すべて保湿作用があるためよくないのである。世間でいいと言われている逆がおおむね正しいということになる基本的な原因は、「保湿をしてはいけない」という理由から発生する。第五に、普通に食事をしていればサプリメントはまったく必要がない。よく効くかのように宣伝されているサプリメントに惑わされてはいけない。サプリメントは、効かないだけでなく、製造過程が十分に管理されていないので不純物が多く、危険である。ただし、食事が十分に摂れない場合は安全な医薬品で補充する。

　今まで自分が得てきた治療についての意見はいったん捨て去る必要がある。そして、難しいけれども、この5点の心構えを持ち続けて本書の考え方を勉強すれば、脱ステロイドを成功裏に終わらせることができると考えられる。

4．ステロイド離脱の方法

(1) 色々なステロイド離脱方法

　脱ステロイドの方法には、ステロイドを一気に中止する方法（一気法）と徐々に中止する方法（漸減法）がある。

　一気に中止する方法は三つある。第一は、保湿を先に中止した後でステロイドを中止する。第二は、ステロイドを中止した後、短期間保湿を

継続する。第三は、保湿とステロイドを同時に中止するである。最近感じはじめていることであるが、第一の脱ステロイドより脱保湿を先行させる方法が楽にステロイド離脱ができるようである。ステロイド外用と保湿剤外用を別の時間あるいは別の場所に行っている人は、まず保湿剤を中止してステロイド外用は続ける。保湿を中止後ステロイドの中止に移る。一気に外用を中止した場合、入院する必要のある人はかなり多い。

　徐々に中止する方法は、ステロイドを長期にわたって使用すべきでないと思っている医師の普通の中止方法で、これで再発なく中止できれば大変楽である。小児や妊婦にはこの方法を取るべきである。

　徐々に中止する方法には、外用間隔の延長（毎日1回から隔日1回に、さらに数日に1回など）、単位面積あたりの外用量の減少（同じ皮膚の広さに対して外用する量を減少させること）、外用面積の減少（赤みのより強い所だけに外用）がある。ステロイドの強さを弱くする方法（例えば、ランクの低いステロイドを使用する、あるいはワセリンなどを混ぜて薄める）もあるが、経験的にはステロイドの強さについては変えないほうがステロイドを減量しているかどうかが分かりやすい。

　ステロイドであれ保湿剤であれ、多くの人は、入浴後体が乾かないうちにただちに外用する。ステロイド離脱の中に保湿離脱を入れるために、ステロイドを入浴後、1時間でも2時間でも、あるいは30分でも塗らずに我慢し、皮膚を空気にさらすようにした後に外用する。例えば、2時間待てば、1日のうち12分の1は保湿をしていない期間ができることになる。入浴後外用までの時間間隔を変えればその間隔を1週間は続ける。次の段階も1週間続ける。このように、1週ごとに外用時間を変更する。入浴後30分、1時間、2時間と遅らせると、これで3週間必要となる。夜に入浴する人であれば、入浴後睡眠直前に外用するところまで間隔が延びると、次は入浴後翌朝まで待つことになる。次の段階は隔日外用、2日おき外用……である。

　徐々に外用を減らしている途中で、ある所までくると（例えば外用面積を半分にするあるいは3日に一度外用）離脱症状が出現しはじめ、それより徐々に外用を減量するのが困難となる人がいる。この段階になれば、そ

の状態でステロイド外用を続けるか中止するかを決める時期であり、外用を中止した場合、入院が必要なことが多い（「第4章　脱保湿　7．脱保湿の方法」を参照）。

(2) 小児、妊婦、接客業など

　小児では徐々に中止する方法で離脱することがより苦痛が少ない。小児の場合、何かを外用してもらっているということだけで痒みから逃れられる可能性があるので、保湿離脱を先行させることがいいかどうかは慎重に判断する必要がある。ステロイド離脱をして、保湿を続ける方法が受け入れられやすいこともある。

　妊婦にはステロイド離脱はあまり勧めない。ステロイド離脱中の内分泌の撹乱が胎児にどのような影響を与えるか不明であるからである。しかし、すでにはじめてしまった場合にはより緩徐な離脱を行うべきである。最近、妊婦が広範囲にステロイド外用を行っていると、最も弱いステロイド以外は胎児の体重を減少させることが分かった。この観点からすると妊婦はステロイドを弱いものに変えるか中止すべきであるが、現時点では内分泌の撹乱と体重減少の重大性の違いについては不明である。

　受験前の学生はステロイド離脱時期を合格後まで遅らすべき、と考える。

　営業職などの社会人で接客の多い場合は顔・手への外用は続け、まず服で隠れた部分のステロイド離脱や保湿離脱を行い、その後に顔・手の露出部分に移るのが受け入れられやすい（この方法には別の利点がある。服で隠れた所で離脱ができれば自信がつき、顔への外用を中止する時に安心感がある。ただし、顔の離脱をする時には以前の離脱部位の悪化はある）。季節的には秋から初春までが楽である。室温は涼し目が好ましいが、紅皮症時には寒気が生じるので臨機応変に対応すべきである。

5. 脱ステロイド療法の成功率

　名古屋市立大学医学部での成績である。受診順に100人のステロイド離脱患者について調査を行った。調査時期は、ステロイドと保湿の離脱を行って安定した時から2、3ヵ月～2年程度後までである。約半数は外来通院のみでステロイドと保湿離脱を行った。残り半分は入院して行った。当時は多くの場合、2段階でステロイドと保湿離脱を行っていた。まず、ステロイドを中止し保湿剤（ほとんどの場合が白色ワセリン）を外用する。さらに3～4週間後、すべての外用を中止する。その後約2ヵ月で症状がよくなり、安定した状態となっていた（注：現在は保湿離脱を先にはじめた方が楽であると考えているので、この時期の方法とは少し異なっている）。

　カルテに記載された内容から判断すると、100人のうち10人はステロイド離脱後に保湿を続けていても発赤がほとんど消えてしまっていた。残りの90人は保湿離脱後によくなっていた。この90人は保湿離脱でよくなった後、1割程度の人が主婦湿疹などに保湿剤やステロイドを手などに外用していた。従って、100％の人がいったんこの治療法で良好な状態になっている。

　脱ステロイド・脱保湿療法を受けた患者自身の評価をアンケートにより調査した。100人中62人から回答があり、その3分の2の人々から「満足」あるいは「まあ満足」との回答であった。満足度といくつかの検査データ、すなわち血清IgEやLDHの値、末梢血中の好酸球の率などとの相関はなかった。注目すべきは、不満足である人々は安定から数ヵ月しか経っていない人々であった。安定後6ヵ月以上月日が経てば否定的評価の人はいなかった。焦らずにゆっくり待てばこの治療に満足できるようになることを示している。

　脱ステロイド・脱保湿療法は、本書に従って行われるならば、上で見たように9割以上の離脱成功率を得ることができる。成功するためには医師は多くの経験が必要である。また皮膚科的経験のほかにごく初歩の全身的管理の知識や経験も不可欠である。脱ステロイド・脱保湿療法は

まったく新しい治療方法であり、多方面の知識と経験および柔軟な思考が要求されている。ステロイド推進派が非難し馬鹿にしている脱ステロイド・脱保湿療法は、推進派が考えているよりはるかに難しく複雑である。また、アトピー性皮膚炎患者がステロイドから離脱するためには、「何かひとつの物を飲んだり食べたりすればすぐ治る」などとアトピービジネスがよく宣伝するような甘い考えは捨てなければならない。

治療患者数が増えるに従って新しい事態が出現する。上記の調査中には、すべての患者がいったん脱ステロイド・脱保湿療法でよくなった。調査期間以降に問題になったのは、脱ステロイド・脱保湿療法はかなり厳しい治療法であるので、それに耐えられない人が出現してきていることである。しかし、この率は1割をはるかに下回る。

保湿離脱にまで至れば上記のような高率の離脱成功率になるが、脱保湿を含まないステロイド離脱だけを行った2施設での離脱では、成功率は約5割である。この2施設では、ステロイド離脱ができた症例においても、保湿を続けていると痒みが激しく、白内障などの目の合併症が増える。もちろん、ステロイドのみの離脱にも成功しない場合には、さらに白内障などの合併症の確率は増えるようである。保湿離脱まで進んだ人々では目の症状の悪化はごく少ない。なぜなら、入院期間が1ヵ月半程度ですむほどの急速の改善を得ることができるからである。ステロイドを多量に使う医師には信じられないことであろうが、脱保湿をすると痒みが本当に減っていくことがその理由である。

阪南中央病院へ移ってからの治療成績について調査した。2008年4月から2011年10月（43ヵ月）までの入院患者を対象とし、再入院の追跡は2012年1月まで行った。3歳以上のアトピー性皮膚炎患者は360人で、すべてステロイドと保湿からの離脱目的である。症状の重い人が多く、全身の90％以上が赤くなっている紅皮症の人は53％に達した。入院の目標は、社会復帰（仕事、育児、通学）可能状態まで皮膚を改善することである。360人のうち、2回入院の人は28人、3回入院の人が5人である。したがって、複数回入院の患者の率は9.2％、大まかには10人に1人が複数回入院したことになる。入院中にステロイドを再開

した人は2人で、そのうち1人は再びステロイド離脱に成功した。この2人はともに3回の入院経験者である。治療中断者は7人で、ステロイドを再開した2人を入れると、360人中9人が治療に失敗した。入院目標に成功した率は（360 − 9）/360 = 351/360 = 0.975となり、97.5%となる。従って、入院治療の成績は非常に高いと言える。

参考までに、2009年の日本皮膚科学会のガイドラインを書いた九州大学皮膚科教授古江増隆氏が発表したステロイド治療の成績を以下に整理した形でお示しする（Furue M et al. Br J Dermatol 2003; 148: 128-133）。1240名の老若男女に6ヵ月間ステロイド治療を続けた。その結果、治療前と治療後の重症度の変化は、改善が38%、不変が59%、悪化が3%であり、治癒は1例もなかった。この結果は誰が見てもいいとは言えず、まして「ステロイドを塗らなければ治らない」とは決して言えない。

6. 離脱後の皮疹悪化の捉え方。
　　ステロイド離脱症状かアトピー性皮膚炎の悪化か？

ステロイド外用中止直後から約3ヵ月の間の皮疹の悪化およびこの後にときどき起こる皮膚の悪化は、アトピー性皮膚炎の再燃（リバウンド）と捉えるべきか、ステロイドからの離脱症状と捉えるべきかなどについて論争がある。

日本皮膚科学会主流派は、ステロイド中止後の数ヵ月間の強い症状について、アトピー性皮膚炎の炎症がステロイドにより抑えられていたが、ステロイドによる炎症抑制がなくなったためにアトピー性皮膚炎が急激に再燃してきたものと捉えている。多くの皮膚科医も同じ評価をしているが根拠は示しえていない。一部の人々は、ほとんどの症例で起こる急激な悪化を無視して、「外用を中止してよくなるのなら接触皮膚炎が生じているのだ」と言う。第2章の「9. 接触皮膚炎の合併は？」で述べているが、外用剤中止時に使用していた外用剤で接触皮膚炎を起こしていた患者は1割程度であり、悪化なしに改善した。残り9割は急な悪化

を示すのであるから接触皮膚炎が生じていたとは言えない。

　ステロイド外用中止後の皮疹の悪化を検討するにあたっては、皮疹の悪化する部位がアトピー性皮膚炎の好発部位か非好発部位かに分けて考えると理解しやすい。各個人の好発部位は、発症初期の病変部やステロイド外用開始早期にしばしば外用していた部位である。これらの部位以外を非好発部位と考える。例えば、額、首、上胸、肘窩、膝膕、手首などが好発部位（乳児期には肘・膝も）であり、それ以外が非好発部位である。ステロイド離脱時に、ステロイド外用期間中にまったく外用していない部位、すなわち非好発部位である手背や足背にしばしば皮疹が出現する。この現象は、ステロイドで抑えていたアトピー性皮膚炎が再燃したという説では説明できない。ステロイド離脱時に体の一部にステロイドを外用すると全身の皮疹が改善することで分かるように、皮膚は体の一部に外用されたステロイドの効果を全身に働かせる作用機構を有している。したがって非外用部でもステロイド依存性が起こると考えられるため、ステロイド離脱時の激しい症状は、アトピー性皮膚炎の炎症の増悪ではなくステロイド外用を中止したことに原因を求めるべきということである。ステロイド外用剤を皮膚に長期使用した後にそれを突然中止すると、ステロイド依存状態でのステロイド欠乏が生じ、皮膚局所におけるステロイド不足による炎症が起こっているのである。

　ステロイド離脱症状が安定した後に悪化する皮疹部位の違いによって三つの組み合わせがある。非好発部位だけの悪化、非好発部位と好発部位の両者の悪化、好発部位だけの悪化である。

　非好発部位だけで悪化している場合は、ステロイド依存性皮膚症によって起こっている。非好発部位だけが悪化することは珍しい。起こりうるのは、ステロイド外用中にアトピー性皮膚炎が治り、好発部位での外用が少なかった場合である。

　非好発部位と好発部位の両者が悪化している場合は二つに分かれる。非好発部位の悪化が好発部位より強ければ、ステロイド依存性皮膚症に悪化原因を求めるべきであり、好発部位の悪化が非好発部位より強ければ、アトピー性皮膚炎の悪化とそれに誘発されたステロイド依存性皮膚

症による悪化である。

　好発部位だけの悪化は、アトピー性皮膚炎の悪化であるがステロイド依存性皮膚症の影響で悪化が起こりやすい。

　ステロイド外用中止後約3ヵ月間の前期半分は離脱症状が主であり、その後半は時間とともにステロイド離脱症状が軽くなりアトピー性皮膚炎の症状が目立っていく。外用中止後3ヵ月以降の皮疹の増悪、例えば季節ごとの皮疹の悪化や風邪を引いた時の悪化などは、アトピー性皮膚炎の好発部位に出現することが多いため、アトピー性皮膚炎の悪化が主と考えるべきである。時間が経てば経つほどアトピー性皮膚炎が主である皮膚の悪化が多くなる。好発部位であろうと非好発部位であろうと、軽いストレスで皮疹が発現する理由についてはステロイド依存性皮膚症の影響が残っていると考えるべきで、この影響は月日とともに減っていく。ステロイドの影響が減るに伴い、皮疹の悪化の程度は軽くなり、皮疹の治りは早くなる。

　形態学的違いも少しはある。ステロイド外用の影響を受けているアトピー性皮膚炎の皮疹と本来のアトピー性皮膚炎の皮疹との違いは、前者では湿潤傾向を持ちやすいことと治りが遅いことである。

第4章　脱保湿

1．保湿依存症とは？

　長時間お風呂や温泉に入っていると、皮膚がふやけて白く濁ったようになり赤い色調がなくなる。このふやけは、10分もすればもとに戻る。戻るにあたって、別に痒みが出るわけでもなく、亀裂（第28章）が生じたり痛みが出現したりもせず、いても立ってもいられないという状態になるわけではない。温泉三昧に浸っていても、温泉を離れればまったく普通の肌となる。この場合の皮膚の保湿状態は主として角層（皮膚の最外層で垢になる部分）の水分吸収によるものであり、皮膚の調節の遺伝子発現レベルの調節（細胞が蛋白質などの合成をする時に、その量を遺伝子が調節すること）の変調ではない。

　女性は「化粧を中止すると顔の肌がかさかさになり、引きつった感じがするので、化粧水をつけたり化粧したりすることをやめられない」と言う。化粧をしない男性でも入浴後には同じ皮膚感覚を軽く感じる人もいる。女性の場合は軽い保湿依存状態とも言えるが、数時間から数日で軽度の落屑（カサブタが落ちること）を起して治るので、今問題にしている皮膚障害である保湿依存症とは別のものと考えるべきである。

　ステロイド外用中に生じる保湿依存症は奇妙な炎症状態である。保湿していると炎症状態をそれ以上悪化させることなく安定した状態にかなりの期間（時には何年も）保持できるが、保湿を中止すると外用ステロイド離脱時と同様の強い炎症症状を起す。おそらく遺伝子の働きの変調により、基底細胞層（表皮の最下層）、有棘細胞層（表皮の中間の層）、顆粒細胞層（表皮の上層で角層の下）などの表皮構成成分の変化や真皮における血管透過性（血管から血液成分が漏れ出ること）や水分代謝が変化することによって生じてくるものであろう。このような変化を想定することな

しには、保湿を中止することによって強い紅斑や浮腫（皮膚に余分に水分が溜まること）が生じ何度も落屑が起こる過程は説明できない。したがって、保湿依存症（状態）というのは、水分が常に過剰に皮膚表面に存在し、この状態に適応した皮膚の代謝過程に代わってしまっている状態と考えられ、この状態から乾燥への変化はその皮膚にとって大きな代謝の変換を必要とすることを示している。このように、保湿依存症（状態）から離脱することを脱保湿という。

　保湿依存症になっている場合、皮膚にはいつまでも発赤や浮腫が存在するが、保湿をしていると、皮膚は伸び縮みし、亀裂は起こりにくく、滲出性をある程度抑制し、瘙痒も多少抑制する。長期に保湿を続けていると保湿依存状態が進行し、保湿を強化しても皮疹がさらに悪化することがある。この場合は保湿離脱すること以外に解決方法はない。保湿の中止によって、発赤浮腫はさらに強くなり、関節やそれ以外の部位のシワに亀裂が出現し、滲出液が大量に漏れ出し、痛みのために関節の伸展が困難となり、激しい瘙痒が生じる。保湿を徐々に減らすと離脱症状を軽減させることはできるが、重症者では激しい離脱症状を経過せずに保湿依存状態から乾燥した皮膚に戻る方法は見出せていない。

　保湿依存状態から正常皮膚に戻っていく過程は、胎児出生後2〜3日中に起る落屑現象と類似のものではないかと考えている。胎児は羊水（胎児を浮かべている母親のお腹の水）中に存在するとき周囲は水であり、破水以降周囲は空気となり、環境は劇的に変化する。これに対応して新生児の皮膚は短時間に大気に適応した皮膚に変化する能力を持っている。ステロイドの影響を受けた皮膚は新生児のように短時間には適応できず、正常皮膚に戻るのに日数は多くかかり、何回も落屑する必要があるのであろう。

2．脱軟膏（脱保湿）に思い至った経過

　ステロイドを毎日1〜2回塗っていたがいつまでたってもよくなら

ず、皮膚萎縮、毛細血管拡張が目立つようになってきた子どもがいた。そのまま外用を続けていればこの状態がさらに悪化して成長障害を起すことは眼に見えていた。そこで、ステロイド外用は中止し、アズノール軟膏の外用のみに切り替えた。初めの1〜2週間はひどいステロイド離脱症状が起こったが、その後紅皮症の状態で安定化した。しかし、痒みは強く、掻破によってかなり深い爪幅の掻破痕（そうはこん）（掻き傷）が発生し、掻破痕の瘡蓋（かさぶた）が取れかけるときに再び強い痒みが襲うという悪循環が続いた。ステロイド外用に戻れば一時的な症状の改善は得られるが、再び皮膚萎縮と毛細血管拡張が進行することは明らかであった。次に打つ手は見えていなかった。1〜2週間は、先の見えない不安と子どもの悲しそうな顔を見ると本当につらかった。その間、何かよいアイデアはないかと考えていた。

　あるとき、自分の少年時代を思い出していた。今は亡き母の言うには、著者には幼少期にいわゆる「くさ」（漢字では「瘡」と書き、湿疹を意味する）が頭、顔にかなりひどくあったとのことである。湿疹についてかなり明瞭に覚えているのは、中学1年生のときに肘窩に典型的な漿液性丘疹を伴う苔癬化局面があり、私には明らかにアトピー性皮膚炎の症状があった。時代は戻るが、小学生時代、朝にパジャマを脱いで服に着替えるとき、体幹の皮膚は非常に乾いて痒く、5〜10分ほど掻き続けていた。この掻破はかなりひどいものであり、母親にしばしば「ええかげん、掻くの、止め」と言われていたが、意外と出血がなかった。ここまで思い出したとき、突然、「ひょっとすると、皮膚が乾燥すれば保湿をしていた皮膚に掻破痕ができにくくなるのではないか」と考えた。そこで、ステロイド離脱は行ったが、保湿状態で苦しんでいる子どもに対して一切の保湿剤外用を中止することにし、ガーゼ保護のみを行った。再び強い離脱症状が出現し、初めの1週間、患児は非常に苦しんだ。2週目に入り依然強い症状は続いていた。しかし、確信は持てなかったが微妙に乾燥がはじまり、症状が改善しはじめたかに思えた。3週目には明らかに乾燥しはじめていることが分かり、よくなる展望を持つことができ、安堵した。そして、患児の皮膚は掻いてもほとんど傷がつかなくなって

いったのである。これが、自分で行った保湿離脱の第一例であり、ステロイドからの離脱がこれで完成するのでは、という明るい展望を持つことができた。

3. いろいろな保湿方法

　脱保湿療法で問題となる保湿にはいろいろな方法がある。これを述べる前に脱軟膏から脱保湿という表現に変えた経過を述べる。

　ステロイド外用剤を自分で中止した人々の多くは、「アトピー性皮膚炎患者は皮膚が乾燥して痒みが起こるので、保湿により皮膚を保護するのがよい」という世間で広がっている見解に従って、ステロイド外用中止後にワセリンやアズノールなどの軟膏で保湿をしていた。調べてみると、患者はいろいろな保湿をしていた。

　保湿を分類してみると以下のようになる。1）軟膏によるもの、これにはワセリン、プロペト、サンホワイト、アズノール軟膏、亜鉛華軟膏、紫雲膏、タイツ膏、馬油などがある。2）クリームやローションによるもの（軟膏という名がついているものがあるが、実際はクリーム）、これにはレスタミン軟膏、ザーネ軟膏、ヒルドイド、ヒルドイドソフト、オイラックス軟膏、市販のハンドクリーム・ローションや化粧水、自分で作る美肌水（グリセリン、尿素、水の混合物）などがある。3）保湿作用のある石鹸、これにはほとんどのボディーソープ、アトピーにいいといわれている石鹸、無添加で肌に優しく安全といわれているほとんどの固形石鹸などがある。使用後に肌がしっとりする石鹸やボディーソープはすべてこれに含まれる（2004年10月現在、保湿性が少ないということを確認している石鹸には、牛乳石鹸の青箱や赤箱、ラックス Silky Care、固形の植物物語、ダブ、ハーネス、資生堂石鹸ホワイト、白い石鹸〔玉の肌石鹸社のもので、シャボン玉石鹸社のものではない〕がある）。シャンプーは、リンスの入っていないメリットシャンプーが一番ましである。4）水、これには超酸性水やその他の水がある。常に噴霧することあるいは付けることにより保湿する。5）布を使用す

る保湿として、ガーゼを何重にも巻く、チュビファースト（うまく使用するのはむつかしい）を使用する、蒲団やコタツの中に１日中こもる、タオルケットに包まれる、服の中の湿気を含んだ空気を外に出さない、服を多く着込む、タオルで首を巻く、晒しで全身をグルグル巻くなどがある。６）皮膚を直接湿らす方法として、乾燥しようとする痂皮をこすり取って皮膚表面を柔らかく湿った状態にして痛みの発生を避けたり、ビラン面から出る滲出液をぬぐい取っていつまでも乾燥させない状態に保つなどである。７）水分摂取量を多くして皮膚に浮腫状態を作ることで保湿する。要するに、保湿には、皮膚表面からの湿り気蒸発（不感蒸泄〔目に見えない発汗〕や経表皮水分漏出〔表皮を通して漏れ出る水分〕）を抑制するものを外用する場合と、蒸発した水分が大気中に拡散しないようにする場合と、皮膚を操作して乾燥状態へ進むのを阻止する場合のあることが分かった。軟膏による保湿以外にも保湿方法があるために脱軟膏を脱保湿に変えたのである。

４．脱保湿を医師が受け入れにくい理由

　難治化アトピー性皮膚炎に脱ステロイドを勧める医師でも、さらに脱保湿を勧める医師はごく少数である。ましてや普通の皮膚科医は、「アトピー性皮膚炎は皮膚の乾燥が瘙痒の原因となり皮膚を悪化させるため、保湿が必要である」と教えられているから、「脱保湿なんて馬鹿げている」と思う。もう一つの受け入れにくい理由は、「ワセリンやアズノール軟膏など、皮膚を保護する程度の弱い作用しか持たない保湿剤が、それを中止するとステロイド離脱時に近いほどの激しい離脱症状を起こすはずがない」と思うからである。保湿剤の作用の弱さと離脱時の悪化症状の激しさとの大きな違いを想像できないのである。さらに、普通の皮膚科医にとっては、皮膚科治療では何かを外用しないと処置料を請求できないことや処方薬が多いほど収入が多くなるという医療保険制度があるため、「馬鹿げたこと」で自分が損をするのは、まさに馬鹿げ

ていると考えるのである。

　このような理由で普通の皮膚科医は脱保湿を受け入れにくいのである。

5．保湿はよい場合と悪い場合がある

　アトピー性皮膚炎では、はじめて出現した乾燥による皮膚の瘙痒をステロイドではなく保湿剤で治療することはまったく正しいことである。日本皮膚科学会はこのことを強く主張する義務があると考えるが、一向にその方向には向かない。

　本書では、アトピー性皮膚炎患者に対して保湿をすることは正しく、まず選ぶべき治療法であると言う一方で、難治化アトピー性皮膚炎患者には保湿を行ってはいけない、脱保湿をしないと病気はよくならないと言っている。このように、まったく反対のことがともに正しいと言われると、聞く方は混乱する。

　一般的な表現を取ると、次のようになる。患者の状態（における条件）が異なっている時、各状態（条件）を無視したうえでその患者に対する「治療行為だけ」を取り上げてみると、まったく正反対のことがともに正しくなるということである。このようなことが現実の社会ではしょっちゅう起こっている。ある人が大阪から名古屋へ行く場合、「東」へ行くことが正しい。しかし、もしその人が東京にいるならば名古屋へ行くには「西」に行くことが正しい方向である。もし行く方向だけを取り上げると「東へ行く」ことと「西へ行く」ことの両方が正しいことになる。だから、ある個人の条件が分かっていなければ正しい判断ができないということになり、個々人の条件の理解が非常に重要であるということが分かるであろう。

　アトピー性皮膚炎の治療を考える場合、ステロイド治療によって保湿依存症が起こるため、患者が過去にステロイド治療を行ったかいないかによって保湿が「良」となるか「悪」となるかに変わるのである。

6. 保湿依存の無意識的認識

　普通の皮膚科医は、まして一般の人々は、世間では保湿がいいと言われており、また脱ステロイドを勧める医師の多くも保湿が重要であると考えているため、保湿を中止しなければならないということがまったく信じられないことになる。また、保湿を中止するとかなりの人で激しい離脱症状が出現すると言われても、信じる気が起こらない。しかし、ステロイドを中止し、長期に保湿を行っている人は次のことに気づいている。

　第一は、入浴後、しばらく保湿をしないでおくと、皮膚が乾燥し、皮膚がピチピチと切れはじめるのではないかという感覚が出現することである。このため、ほとんどの人は入浴後保湿をしないでいると、いても立ってもいられなくなるため、ただちに軟膏を外用する。さらに強い依存状態になると、1日中、昼も時には夜中も、皮膚が乾燥したと思うたびに軟膏を外用する。この状態になれば皮膚の生理的な依存を越して、精神的な依存にまでなっている場合もある。保湿依存状態の人にここに書かれていることがあったかと聞いてみると、ほとんどの場合に「ええ、その通りです」という返事が返ってくる。

　第二は、何かの理由で保湿を中止すると激しい離脱症状が起こるということである。この経験のある人は脱ステロイド時と同じような苦しみを経験したくないという理由から、なかなか脱保湿に入れず躊躇する期間の長いことがある。

　脱保湿を勧める医師は、患者には精神的保湿依存状態が存在するということを頭に置いた上で脱保湿を勧めるべきである。患者の苦しい精神状態がよく理解できるからである。

7. 保湿離脱の方法

　保湿の方法はいろいろあり、それぞれに沿って離脱の方法を述べなければならないが、軟膏外用からの離脱を中心に述べる。保湿依存症になっている人の多くは、日に数回の軟膏外用により保湿を行っている。そして、ほとんどの場合、一度は夜の入浴直後である。

(1) 方法の概略

　外用を一度に中止することも一つの方法であるが、人によっては困難な場合もある。そこで多少日数はかかるが、次のようにすれば苦痛を少しでも和らげることと、心の準備ができる。①外用時刻や外用間隔を変える、②外用面積・外用部位を減らす、③単位面積あたりの外用量を減らす、をそれぞれ単独で、あるいはいくつかを組み合わせて行う。離脱後の症状がひどく、入院せざるをえないこともあるが、入院期間を短くして苦痛の程度を軽減させるためにも、この方法をまず試すべきである。

　なお一言つけ加えるならば、脱保湿をしはじめても保湿を絶対繰り返してはならないとか、保湿は悪だから絶対に再外用をしてはならないとか思わない方がよい（もちろん脱ステロイドでも同じことが言える）。これまでの経験で、1週間ほど保湿離脱をしたが、耐え切れなくなり、保湿剤を短期間外用した人がいる。その人は、いったん症状が軽くなった後、主治医の勧めに従って再び保湿離脱に取り組み、離脱に成功することができた。もちろん、再び取り組むという姿勢なしには達成することができないが、一時的な後退を恐れる必要はない。

　仕事を続けながら保湿離脱を望む人がいる。このときには、まず服で隠れた部分での離脱を行った後、露出部に進むのがよい。隠れたところでよくなれば、その後の露出部での実施に自信がつく。ただし、露出部の外用離脱を行うと隠れた部分の悪化も起こることがある。このことを前もって知っておかないとパニックに陥る人もいるので、事前の注意は重要である。

(2) 時刻、間隔について
① 入浴直後に1度だけの外用回数に減らす
　　日に何度も外用している人でも1日1回にすることは意外と簡単にできる場合が多い。この状態で1週間ほど過ごす。次に
② 入浴後外用までの時間を1週間ごとに1時間ずらす
　　入浴後に体を拭いて風呂から出ると、皮膚が突っ張ってただちに外用しないではいられない人がほとんどである。この状態から徐々に離脱するためには、入浴後パジャマなどは着てよいが、30分あるいは1時間ほど保湿剤外用を待ち、何も外用していない皮膚を直接大気にさらすようにする。夜に入浴する人で入浴時刻が遅く入眠までの時間が少ないならば、入浴時刻を早くして入眠までの時間を作る。外用まで空ける時間が30分のときは1日の48分の1、1時間の時は1日の24分の1は無外用の状態（保湿離脱）で過ごすことになる。外用までの時間は1週間ごとに1時間ずらす。1週間あれば延びた無外用間隔に慣れることができるようである。入浴後入眠までの時間を無外用ですますことができるようになれば、翌朝まで外用を待つ。そうすれば1日のうちおおむね3分の1は無外用の時間を作っていることになる。ちなみに、1時間程度保湿を待つだけで発赤が著明に減少することもある。皮膚が乾いているときにワセリンなどの軟膏を少量で広範囲に塗るには、軟膏を温めることと、手に水を少しつけて軟膏を伸ばせばよい。
③ 何日かに1度外用する
　　前項ができるようになれば外用を隔日にする。慣れれば3日に1度、4日に1度と徐々に外用しない日を延ばす。この間隔が1ヵ月以上にもなれば離脱に成功したことになる。しかし、この途中で多くの人では離脱症状が出現し、保湿中止へと進むしかないことを知るようになる。

(3) 外用面積・部位・量などを変える
① 面積

発赤がないにもかかわらずカサカサしているという理由で、保湿剤を外用している部位をまず中止する。次に、発赤部位での外用面積を減らす段階となれば、より赤みの強いところは外用し、より赤みの弱いところには外用しないようにする。このようにすると、徐々に赤みの面積は減少する。

② 面積あたりの外用量

同じ面積あたりに外用する量を少しずつ減らすことによって、局所を少しずつ乾燥させることができる。例えば、顔全体にワセリンを2g外用していたのを1gにするなどである。この場合、外用している部位とそのときに使用する軟膏量を記憶（記録）しておく必要がある。

③ 外用部位

アトピー性皮膚炎の好発部位である額・頚・上胸・肩・肘窩・膝膕・手首・手指などを残して他の部位は外用しないようにし、赤みが減少すればこの好発部位の外用を減らしはじめる。

このように外用間隔の拡大、外用面積・部位・量の減少がある程度進むと、離脱症状を迎えることになり、すべての外用中止の段階へと進むことになる。

④ 非露出部離脱

外来通院しながらあるいは仕事を続けながら離脱を行う人向けの外用を減らす変法である。まず、服で隠れる部分の離脱を上記(1)～(3)の方法で行う。その後、顔・頚・手の離脱に進む。最後の離脱に進む場合、自宅安静あるいは入院可能という条件が整った場合に行うことが望ましい。

⑤ 軟膏以外の保湿離脱

晒しで体全体を巻くあるいは蒲団や毛布にくるまり続ける人々は、時間単位から日単位に間歇的に保湿を減らせば、同じような離脱が可能である。頚にタオルを巻くことは禁止で、巻きたければ薄いガーゼ1枚とする。服は通気性のよいものとし、上着はズボンの中に入れず、常に服の下の空気が外気と簡単に入れ替わるようにす

る。ハワイの女性が着るムームーやベルトをせずにズボン吊りを使用する方法もある。男子では時によってはブリーフではなくトランクスがいい場合もあり、これらの下着をはかないこともたまには有効である。陰嚢の滲出液の処理は難しいが、ガーゼ保護がうまくできればいい。暑い季節でなければボクサーパンツをはき、陰嚢と陰茎を前の穴から出し、もう一枚ブリーフをはくという方法もある。なお、皮膚の保護については、下着を裏返しにして着ると、縫い目でこすれることがなくなる。

(4) 脱保湿の完了時期の判定はむつかしい

保湿離脱が終った後、いつ化粧や保湿ができるようになるかは、前もっては分からない。この点については、脱ステロイドと同じであるので、第3章の「2．脱ステロイドの完了時期をいつ実感しうるか？」を参照してください。

8．生下時からの保湿剤外用

難治化アトピー性皮膚炎のある父親に、「自分の子どもには同症を発症させたくない、ステロイドを使わせたくない」という強い願望があった。そのため、生まれた子どもに生まれた日から毎日数回、全身にワセリンを保湿目的で塗り続けた。数ヵ月たった時点で当科を受診した。皮膚は、皮丘（細いしわに囲まれた2〜3mm大の皮膚区画）に一致して少し分厚い角質を形成し、石鹸で洗った後も光沢があり透明であった。一見、毛孔性紅色粃糠疹（こうせいこうしょくひこうしん）を思い出させた。ワセリン外用を中止すると、数週で光沢のある透明の角質は消失し、すりガラスのような色をした正常の皮膚に戻った。ワセリンであっても長期間の全身への外用は異常な事態を招いていることを示している。保湿に危険性はないと軽く考えない方がいいことを示している。

第5章　免疫抑制剤（プロトピック軟膏とネオーラル）の問題点

　日本皮膚科学会は、アトピー性皮膚炎はステロイドを塗れば治ると宣伝していたが、治らない人がたくさん出現したために免疫抑制剤であるプロトピック（タクロリムス）軟膏（外用免疫抑制剤。腎臓移植などで起こる免疫学的拒絶反応を抑えるFK506という薬物を外用剤にしたもの）に助けを求めた。しかし期待されたほどの効果がなく、ついに臓器移植などに使用する免疫抑制剤ネオーラル（内服免疫抑制剤。化学名はシクロスポリン）を治療薬として投入せざるをえなくなった。アトピー性皮膚炎は、多くは2歳頃に自然治癒する疾患であり、またステロイドで治りにくくなったアトピー性皮膚炎は脱ステロイド・脱保湿療法をすれば改善するのであるから、癌を起こすような危険性を持つ薬物を使う必要はない。

１．プロトピックの問題点

　プロトピック軟膏の発売前の動物実験で、プロトピック軟膏外用群は対照群よりリンパ腫を多く発症することが示されていた。この問題点が解決される前に厚労省はプロトピック軟膏を医療薬として使用許可した。このことは免疫抑制剤の発癌性について人体実験をすることと同じことである。許しがたいというほかない。
　16歳以上のアトピー性皮膚炎患者に使用されるプロトピック軟膏の添付文書（2001年5月改定）の「9．その他の注意」の中に、非常に重大な副作用の生じる可能性について記述がある。その内容は、1）紫外線照射と平行して本剤を外用すると皮膚腫瘍の発生が早まること、2）外用による高い血中濃度持続でリンパ腫の増加が認められたこと、3）本

剤をアトピー性皮膚炎患者に使用して皮膚がんの発生を認めていること、4）タクロリムスの経口あるいは注射剤で、腎障害、高血糖、高カリウム血症、胸痛、振戦、感染などが認められていること、5）皮下投与で、精子数の減少、精子運動能の低下、繁殖能の低下のあることである。このような結論を導いた論文がいずれの項目においても引用されていない。副作用の少ない薬物にも重篤な副作用がごくまれに発生することがある。ごくまれに重篤な副作用の発生があるからといって、ただちにその薬物が使用されるべきでないという結論にはならない。副作用があっても、有用な薬物はいくらでもある。有用性を保証するための数値データは人を納得させるためには必要である。しかし、データが示されていない、すなわち引用論文がないとなれば、本当はもっと悪い評価をしなければならないデータかもしれない、と勘ぐられても仕方がない。

　薬物動態の項に記されている反復塗布による血中濃度では、塗布開始数日以内にかなり低下すると記述されている。しかし、長期使用時の血中濃度の最大値を見ると、反復塗布実験での最高値に近い値を示している症例があり、数日以内にかなり低下すると言い切ることは適切でない。高い血中濃度を示す例などでは重篤な副作用が出現する確率が高く、幼小児では体表面積あたりの体積が小さいため、より副作用が出やすい。この点は、幼小児へのプロトピック使用許可を評価するにあたって重要な点である。

　皮膚に炎症のある場合は表皮にヘルパーT細胞も多く存在する。反復塗布の場合の血中濃度でも相当高い値が出るのであるから、外用部位である皮膚には、さらに高濃度のタクロリムスが存在する。皮膚T細胞リンパ腫において、正常T細胞がどこで悪性腫瘍細胞に転換するのかは分かっていない。このリンパ腫の発症を考える場合は、血中だけでなく、重ね塗りによる表皮内での薬物濃度の高騰をも考慮して考察する必要があるであろう。

2．プロトピック依存症とプロトピック離脱

(1) 依存症

　私の所を受診するプロトピックを使用している難治化アトピー性皮膚炎患者は、「プロトピックを使用していれば、よくはならないが悪化はしない。しかし、中止すれば悪化し、いつまでも外用をやめられないでいる」と、しばしば訴える。

　私の観察では、プロトピック軟膏を中止して保湿を続けていると、アトピー性皮膚炎の好発部位以外での皮疹の悪化が見られるので、プロトピック依存症（状態）は存在すると考えられる。現実には、ステロイド外用からプロトピック外用へ移っているか両者併用外用であるため、ステロイド依存と保湿依存とプロトピック依存の共存状態であると言える。この三つの依存状態がどの程度の割合で存在しているかは、個人により、ステロイド外用剤・保湿剤・免疫抑制剤などの外用歴により異なっているであろう。いずれにせよ、プロトピックを使用していてよくならない患者は、プロトピックからの離脱が必要である。

(2) 離脱症状

　プロトピックを中止した時の離脱症状はどのような特徴があるのであろうか。プロトピックのみで長期にわたってアトピー性皮膚炎を治療してきた症例のプロトピック離脱経験はないので、これまでの経験から判断することはできない。したがって、免疫抑制剤のみによる治療しかしていない免疫抑制剤依存状態からの離脱で、激しい炎症が生じるかどうかは分らない。

　ステロイドからの離脱の場合とプロトピックからの離脱の場合では、プロトピックがより軽いという印象はなかった。ステロイド単独よりステロイドに加えてプロトピックを使った人での離脱では、湿った紅斑や糜爛（びらん）などの症状が長引く印象があった。公立学校共済組合近畿中央病院で、ステロイド外用歴のみの患者とステロイドに加えてプロトピックの外用歴のある患者との間で、ステロイドやプロトピックや保湿からの離

脱のための入院期間とその間のLDHの下がり方を調べた。プロトピック使用歴のある患者で平均入院期間は約5日長かったが、統計学的有意差はなかった。しかし、LDHの低下はプロトピック使用の既往のある患者で有意に少なかった。プロトピック外用の前にはほとんど常にステロイドの外用歴があるために、プロトピックのみの影響を評価することはこの薬物が出てきた経緯からしても難しい。しかし、プロトピック使用者の方が離脱に長期間かかると考えるべきであろう。

(3) プロトピックによるステロイド離脱は可能か

プロトピックに変更した後、徐々に外用を減らし、プロトピックとステロイドの両者から離脱させることができたという皮膚科開業医はいる。この場合は外来通院で離脱できているのであるから、軽症の難治化アトピー性皮膚炎患者であったはずである。軽症の場合はプロトピックでステロイドと保湿の依存状態から離脱可能なのであろう。しかし、おそらくプロトピックの力を借りなくてもステロイドと保湿から離脱できたはずである。軽症の場合でもステロイドの代わりを務められない理由の一つにプロトピック外用による痛みやヒリヒリ感がある。私が診てきた重症のステロイド依存患者では、ステロイドをやめることができてもプロトピック外用からは離脱できないでいる、あるいはより重症例ではプロトピックだけでは症状を抑えきれずにステロイドの助けを借りている。このような人々では激しい離脱症状なしにプロトピックを減量、中止できた症例はない。従って、重症のステロイド依存症患者ではプロトピックでステロイド離脱ができるとは言えない。

(4) 免疫抑制剤による保湿離脱は可能か

プロトピックは「重症のアトピー性皮膚炎」からの離脱のための救世主として期待されたが、その結果は前評判ほどではなかった。では難治化アトピー性皮膚炎から免疫抑制剤で保湿依存症を消去できるであろうか。これを考えるにあたって示唆に富む経験があるので紹介する。

保湿離脱で免疫抑制剤離脱が可能となった例：

ある難治化アトピー性皮膚炎の女性がステロイド離脱を行う目的でステロイド外用を中止し、ワセリンや亜鉛華軟膏で保湿を行っていた。しかし、痒み、発赤、色素沈着は治まらず、免疫抑制剤サンディミュン（化学名シクロスポリン：ネオーラルの以前の製剤で中身は同じ）の内服をはじめた。高容量で痒みや発赤は軽減したため、低容量で隔日投与まで減量した。そこから何度か内服中止を試みたがそのたびにひどい離脱症状が出たため中止できなかった。「一生この状態が続くかもしれない」と医師から伝えられていたため、免疫抑制剤内服中止をほとんど諦めていた。転居となり、私のところを受診した。ステロイドの離脱は終わっていたが、日に何度も保湿剤を外用している保湿依存状態であった。免疫抑制剤中止は不安との訴えがあったので継続し、保湿を中止した。一時的な強い皮疹の悪化ののちに皮疹は改善した。皮疹の改善に勇気づけられ、免疫抑制剤内服を自己判断で減らし、2～3ヵ月で目立った離脱症状なしに免疫抑制剤を中止することができた。
　この経過は、保湿依存状態の炎症は保湿離脱によって消去することができ、その結果として免疫抑制剤が不必要となり中止することができたことを示している。従って、免疫抑制剤は保湿依存状態の炎症をある程度抑えることができるが、保湿依存を消去することができないことを示している。

(5) プロトピックの小児への保険適応

　プロトピックの若年アトピー性皮膚炎患者への適応拡大について考える場合、アトピー性皮膚炎の治癒過程の特徴と若い発育過程の皮膚への外用であることとが問題となる。アトピー性皮膚炎は多くの場合生後数ヵ月から数年で自然消退する疾患であることと、幼小児では強いホルモン作用などを持つ薬物を使用することは、生涯にわたる皮膚の生理に重大な影響を与える可能性があるということから考えると、この薬物は本疾患の性格にとっては重大すぎる副作用と危険性を持つと考えられる。この意味からは、プロトピックは治療薬としてアトピー性皮膚炎に対して使用承認されるべき薬物ではないと考える。プロトピックはすで

に保険適応となっているが、問題の大きさからは、厳しい使用制限と追跡調査の義務化を行うべきである。すなわち、第一に第一選択薬としては使わないこと、第二は、難治化アトピー性皮膚炎患者にはプロトピック外用を試すより先に脱ステロイドを行うこと、第三は、使用者全員の正確で抜け落ちのない使用記録の作成と、少なくとも20年間の追跡調査とを行うことが必要である。

第 6 章　口渇と水分制限（調節）

　ステロイド離脱時あるいは保湿離脱時、抗ヒスタミン剤の内服なしでも口渇がしばしば起こる。口渇のはじまりは、全身の皮膚が赤くなっている状態（紅皮症）の人で明瞭であるが、皮膚を通した水分の喪失が増加し、血液中のナトリウム濃度が上昇することと、滲出液の漏出による循環血液量の減少によると考えられる。ステロイドあるいは保湿の離脱開始期には、滲出液や落屑が多く、血液中の蛋白質が不足しやすい。この時に口渇が水分摂取増加をもたらし、低蛋白血症を助長し、皮膚の治癒障害をもたらす。水分摂取増加→低蛋白血症→皮膚の治癒障害→蛋白質の漏出増加→痛みや痒み、睡眠不足、倦怠（体がだるいこと）による食欲低下→液性食物の摂取増加→低蛋白血症進行の悪循環が、いずれかを出発点として生じてくる。従って、適度な水分制限（調節）が必要である。普通の食事を全量食べた上に 1000 〜 1500㎖ / 日程度の食事外基準水分量を摂取する。体重によりその増減は必要である。夏季に発汗が多ければその分だけ、運動時の発汗分も補充する。運動時の体重減少（たとえば 500g）が、1 時間の運動の結果であれば、グラムで表した減少数に 0.9 を掛けた値（450㎖）を、2 時間の場合は 0.8 を掛けた値（400㎖）を、3 時間の場合は 0.7 を掛けた値（350㎖）を補充する。もし何らかの理由で食事が取れなければ、食事で体に入るはずの水分の不足分を補充する。ただし、38℃を超える病的な発熱のある場合は水分制限を中止して自由に水分摂取を行う。37.5℃より下がれば水分制限を再開する。

　口渇以外にも水分摂取過多がしばしば生じている。一つは漢方で、普通のお茶のように漢方薬を水に抽出して飲む煎じ薬の場合である。多く飲めば飲むほどよく効くと考え、1 日に 4 〜 5ℓも飲んでいる場合もある。もう一つは、体内から毒物を洗い流すという発想で飲む場合である。漢方については副作用がないから安心と考えてしばしば用いられる

が、効果があると言われている漢方の副作用に、偽アルドステロン症（アルドステロンが過剰に産生されているのと同じ症状を示す状態）があり、ナトリウムを貯留させてステロイド離脱中の患者にとっては好ましくない。この副作用は実際に起こり、漢方の中止によって高ナトリウム血症は消失した。ステロイド離脱時、漢方は避けるべきである。

水分制限を過度に行うと、血清電解質濃度、特にナトリウム濃度が上昇する。高ナトリウム血症は生命の危険を伴う副作用であるので、口渇を訴える人では適当な間隔で電解質濃度を調べる必要がある。ナトリウム濃度が上昇傾向にあれば、その増加速度に応じて水分摂取量を増加させる必要がある。高ナトリウム血症になれば、ボーっとするなどの神経症状が出現する。高度の高ナトリウム血症を治療する場合、1時間で1 mEq/ℓ より速いスピードでナトリウムの補正をしてはならない。脳浮腫が生じて死に至る危険性がある。

入院患者が退院するときにしばしば発する質問は、自宅での水分制限はどの程度をいつまで行うかである。水分摂取量の制限は個人の口渇感を判断材料とし、口渇を少し感じる程度に水分を摂取する。いつまでかという点については、湿疹のある患者では日常生活において生涯水分制限をすべきである（詳しくは、第16章、「2. 退院後の水分制限継続」を参照）。高尿酸血症（血液中の尿酸値が高い状態）や喘息、尿路結石症（腎臓で作られた尿が出て行く管に石ができる病気）などを合併する場合には、水分摂取を多くする必要があり、それらの症状や検査結果などを検討しながら、関連科と相談しつつ慎重に水分摂取量を調整する必要がある。

1. 水分制限上の注意

入院すると病院から朝昼夜と3回病院食が出る。食物中の水分はおおむね一定（kcal数に0.7〜0.8をかけた値が水分のmℓ数：例えば、2000kcalの食事だと1400〜1600mℓ）である。病院食の液体成分（汁物、ミルク、果物、ヨーグルトなど）は食事外基準水分量の計算に含めず、病院食以外に体の中に入れ

た水分をすべて計算する。例えば食事外基準水分量1日1200mlの人は、病院食を全量食べれば食事外に1200mlの水分を摂る。内容はどのような形で摂ってもよい。コーヒー、お茶、ジュース、水、果物、ヨーグルトなど何でもよく、その合計が1200mlになればいい（しかし、例えば1200mlすべてをコーラとするなどはよくない。糖分過多となる）。水、お茶、コーヒーなどはg重量数がそのまま水分mlになるが、食品によってはg重量数の一部が水分mlになる。例えば、牛乳やヨーグルトでは水分は約85％であるので100gの重量では水分は85mlである。果物は可食部分（皮、ヘタ、種などを除いた部分）の重量数の80〜90％、チーズは種類によって違うが15〜50％が水分である。

病院食摂取率は水分制限に影響する。もし、病院食が8割しか摂れなかったら、病院食に含まれる水分を平均的に1日1500mlとすれば、1500×0.8＝1200ml摂取したことになる。病院食中の1日平均水分量1500mlとの差である300mlに食事外基準水分量1200mlを加え、合計1500mlの水分を摂る必要がある。逆に病院食を全量食べた上に1500mlの水分を摂れば、300mlの超過となる。主食の米をお粥にすると、1回の食事で200mlの水分摂取増加と考えるべきである。病院食を全量食べ、正確に1200mlを飲んでも、点滴で300mlの水分を体に入れれば300mlの超過となる。

自宅においても同じように考える。食事は朝昼夜と3回規則正しく摂る。各食事において、食後のお茶、紅茶、コーヒーなどは食事以外の水分と考え、これらと食間に飲食する水分量を合計して食事外基準水分量、例えば1200mlに合わせるようにする。

2. 夜間に水をできるだけ摂らないこと

健康人は、宴会などで夜遅くまでアルコールを飲み、物を食べると、翌朝には顔や足がパンパンに張れて水の溜まっていることに気づく。しかし、彼らは、多く飲食した翌日中に余分の水分を尿として排泄する

し、顔から滲出液は出ない。一方、顔も赤い難治化アトピー性皮膚炎の患者は、もともと皮膚の血管透過性が亢進している。日中、立位座位生活をしていれば顔から滲出液はあまり出ないが、睡眠4時間前から夜中に水分を摂取して横臥していれば、静水圧（水の重さによる圧力）の影響で水分が顔など上半身に移動する。すると、顔や首は腫れるだけにとどまらず、皮膚の表面から滲出液が漏れることになる。浮腫により掻破に対する皮膚の抵抗性が減少し、滲出液の漏れる不快感から、不眠や掻破が増加する。この状態になると大変治りにくくなる。

　水分制限をしはじめたばかりの人は次の失敗をよく起こす。水分制限をしなければならないと考え、午前と午後に水分摂取を控えて口渇に耐えていたが、夜になって我慢ができずに制限分までの残りの水分を摂る。例えば、食事外基準水分量が1200mlで、午前200ml午後300mlそして夕食後から眠前に我慢ができずに700ml摂取する、などである。このような飲み方はよくない。時間別では午前に最も多く摂り（600ml）、昼は中間（400ml）、夜に一番少なくする（夕食時に200ml）のがよい。1日1200mlの水分量では足りないと判断するならば、増やす分を午前に飲めば夜間の滲出液の増加は起こりにくくなる。眠前薬などの内服のために飲む水は、20mlまでとする。

3．成人期最重症患者の水分調節

　くれぐれも注意していただきたいが、この項目は、年齢がおおむね15歳以上、体重が約45kg以上で、ほぼ全身の皮膚が赤く、湿り、ビランがあり、滲出液が漏れ出し、長袖・長ズボンのパジャマ全体が湿るほど皮膚表面からの水分の放出のある人に関する記述である。湿疹の子どもをお持ちの親御さんの中には、頬、首、肘窩、膝窩、足首に少しジクジクした湿疹がある程度で「全身」に湿疹があると考えておられる場合がある。この場合は多く見積もっても全身皮膚の2割程度が病変部である。このような子どものための記述ではないことに注意していただきた

い。

　ステロイド離脱初期の最重症患者では、神経や内臓の病気がなくともいくつかの理由で強い神経症状の生じることがある。その一つは、紅皮症（全身皮膚の95％以上が赤い状態）による体温調節異常で、寒気のための体の震えである。もう一つは、全身の皮膚に痂皮、ビラン、亀裂、滲出液漏出がある状態では治癒に対する不安が強くなり、不安による呼吸数増加で過換気症候群を起こすことである。この神経症状は多彩である。このような神経症状出現可能性のある重症状態での水分調節は、皮膚状態がよくないので点滴針の固定が難しく、経静脈的水分調節は困難である。適当な間隔で血清電解質を調べることを前提に、時間摂水を行う。もちろん食事は3回全量を食べることが必要である。7時から12時までは1時間ごとに200～300mℓの水分を摂取すると、合計1200～1800mℓの摂取となる。13～17時は1時間ごとに100mℓ摂取する（合計500mℓ）。夕食の18時に200mℓ摂り、19時と20時に100mℓずつ摂ると、2100～2700mℓ摂取することになる。これでも口渇があれば、少なくとも1時間あけて100mℓずつを飲むようにする。摂水時に口渇がなければその時間の摂水は省略する。皮膚の状態、電解質濃度、全身状態などを勘案し、1回に飲む水分量を増減する。過換気を予防するマスク着用や精神安定剤の内服は有効である。

4．口渇の原因

　口渇を感じはじめるのは血液の浸透圧（濃度の薄い液体の水分が膜を通して濃い液体へ浸み透る強さ）が285mOsm/kg以上の時であるとされている。しかし、これですべてが説明できるわけではない。本症の場合、高ナトリウム血症であるとともに抗利尿ホルモン（アルギニン・バゾプレッシン arginine vasopressin：AVP）が高値であることが非常に多い。本症においては抗利尿ホルモンの上昇も口渇に寄与しているかもしれない。ナトリウムと抗利尿ホルモンの病態生理学は今後の検討課題であるとともに、

電解質と口渇の調節は重要な臨床的課題である。

5．ラシックス（ナトリウム利尿剤）で瘙痒軽減

　多量の水を飲んで飲水を制限できない人は、利尿剤（りにょうざい）（ナトリウムを再吸収させないで尿量を増やす薬）の内服で浮腫を減らすことができる。利尿剤ラシックスで浮腫とともに痒みを減らすことができた場合がある。しかし、利尿剤で尿として水分を多く排出すると、口渇感の出現することがあり、注意深く使用する必要がある。

第7章　細菌・ウイルス感染対策

1．細菌感染の皮疹

　よく起こる細菌感染の病態は三つある。一つは癤(せつ)（おでき、黄緑色の膿を持つ）で直径5mm位のおおむね大きさが一定で、膿が痂皮化する時期もほぼ同じである。体の一部に集まり、そこから離れるにしたがって散在性となる。痂皮下の欠損部は浅く、抗生物質内服で1週間ほどで痂皮も取れて治癒する。この皮疹は毛嚢炎(もうのうえん)（毛穴の炎症）の場合が少ないので、表皮内汗管(ひょうひないかんかん)（表皮の中にある汗の管）にほぼ同時に搔破により細菌がばら撒かれたのではないかと推測している。細菌感染の発熱は、皮疹出現と同時か少し遅れる。この皮疹はしばしばカポジ水痘様発疹症(すいとうようほっしんしょう)（単純ヘルペスが広範に拡がったもの）と混同される。カポジ水痘様発疹症の場合は皮疹出現前から熱、倦怠感、リンパ節腫脹・疼痛などの強い全身症状のあることがあり、痂皮が取れて治るまでに約2週間と長くかかる。

　もう一つは、搔破面に細菌感染が生じた数cm²以上の赤色糜爛面(びらんめん)（以下ビラン面：第28章「糜爛」）である。搔破によるビラン面と細菌感染によるビラン面を早期に鑑別しなければならない。二つのビラン面の違いは、ビラン面と正常との境界を見れば分かる。搔破のみであれば、まわりの正常皮膚近くはより浅く、ビランの中央はより深い。また、ビランの長軸は搔破行動の方向と一致している。細菌感染の場合はビラン面が一様な深さを示しかつ滲出液が膿性あるいは周囲にある痂皮が膿性である。

　三つめは痂皮中の1mm程度の点状膿疱か痂皮下の隙間に形成される膿疱である。

　細菌感染の場合、通常抗生物質を内服すればよいが、重症であれば抗生剤点滴を行う。点滴により水分が増加するので、発熱による不感(ふかん)

蒸泄(じょうせつ)(目に見えない体表からの水分発散)増加による水分減少と点滴による水分増加に注意する。

5日間の抗生物質内服で治りにくい場合は、MRSA(多剤耐性黄色ブドウ球菌)感染症を疑う。細菌培養し、有効な抗生物質を探す。皮膚にMRSAが感染しても重症ではないので、過度に心配する必要はない。通常消毒はせず、上手に洗えばより早く治る(次章参照)。

2. 細菌感染以外との鑑別

繰り返しになるが重要なので要点のみを強調しておく。癤(せつ)の多発の場合は単純疱疹の全身散布型(カポジ水痘様発疹症)との鑑別が重要である。ウイルス感染症の項を参照されたい。前項「1.細菌感染の皮疹」の後者の赤色ビランは細菌感染と単なる掻破との鑑別が重要である。ビラン面にはともに細菌は存在しているので、細菌培養での鑑別はできない。しかし、抗生剤内服で効かない場合は感受性のある抗生物質を探すために細菌培養を行う必要がある。

3. MRSA感染

患者皮膚の細菌感染でしばしばMRSA(多剤耐性黄色ブドウ球菌)が検出される。しかし、MRSAが感染病巣で主要な働きをしていることは少ない。多くは第一世代あるいは第二世代のセファロスポリン系などの普通の経口抗生剤で治る細菌感染症である。重症であれば、セファゾリン2gを1日1回、あるいは1gを1日2回点滴すれば相当よくなる。これらの治療で効果がなければ、本当にMRSAが病巣を作っていると考えればよい。この場合は感受性のある抗生剤を投与する。MRSAは単に病巣に付着生息しているだけの場合が多いので、本人に対する細菌感染の危険性についてはあまり気にしなくてもよい。高齢者など免疫力

の低下している患者への感染には注意が必要である。これまでの経験では、非常に厳密な個室隔離をしなくともMRSAの院内感染はほとんど起こらないといってよい。

4．MRSAへの抗生剤パック

MRSAによる顔面のビラン面には抗生剤パックを行うことがある。ビラン面の形に合わせて切ったガーゼ2枚ほどをビラン面に貼りつけ、ゲンタマイシン（40mg／筒）あるいはイセパマイシン（200mg／筒）注射液を蒸留水で50〜100倍に希釈したものをガーゼに注ぎ、30分間抗生剤による湿布を1日2回朝夕に行う。朝に作った希釈液は冷保すれば夕方にも使用可能である。たとえ検査で耐性株であっても高濃度であるため効果のあることが多い。5日間使用して効果がなければ別の方法を考える。なお、抗生剤パックは保険適応になっていない。

5．黄色ブドウ球菌を減らしてもアトピーはよくならない

アトピー性皮膚炎の皮膚には黄色ブドウ球菌が付着し疾患の増悪因子になっているので除菌対策が必要であると言われてきたが、その必要のないことが分かった。臨床的に明らかな感染を伴わない湿疹のある患者では、普通に用いられている内服や外用によるブドウ球菌対策が役に立つという証拠を見出しえなかった、と報告された（Br J Dermatol 2010; 163: 12-26）。皮膚や皮疹部に寄生しているだけの細菌には特に何らかの対策、たとえば消毒や抗生物質の内服などを必要としないということである。もちろん、表在性皮膚感染症、本章の1．で説明されているものや伝染性膿痂疹（とびひ）を発症した時は効果的な抗生物質による治療が必要である。

6. 消毒剤の刺激性

　最近、褥瘡（床ずれ）などの潰瘍に対して消毒剤の使用は避けるようになってきている。細胞増殖抑制や細胞障害性があるからである。脱ステロイド時にも同じことが言え、細菌感染対策として消毒剤は使用すべきではない。ステロイドや保湿からの離脱時に皮膚は刺激に弱く（限局性皮膚ステロイドホルモン機能不全状態になっている）、イソジンやヒビテンなどの消毒剤にしばしば一次刺激性皮膚炎（アレルギーでない単なる刺激による皮膚の炎症。アレルギーで起こるものをアレルギー性皮膚炎と言う）を起こし、治癒を遅らす原因となる。

　ステロイドや保湿離脱開始後、半年をすぎれば皮膚はある程度丈夫になり、刺激で皮膚が悪化することは少なくなるようであるが、消毒薬は使用しない方が安全である。非常に多くの抗生物質に耐性を持つ細菌の皮膚感染で治りにくい場合は、痛いけれどもイソジン消毒を試してもよい。

7. ウイルス感染対策

　新たに皮疹ができていないにもかかわらず、突然高熱が出現し、皮疹部の滲出液が増加し、そのそばの領域リンパ節が腫れて痛くなると、ウイルス感染、特にカポジ水痘様発疹症（単純ヘルペスの広がったもの）を疑うべきである。滲出液が出ずに高熱とリンパ節腫脹と疼痛だけの場合もある（この場合は、大人のハシカや三日バシカ、医学用語では麻疹や風疹も考慮すべきである）。10cm²程度（3cm四方ぐらい）までの単なる単純疱疹（ヘルペス）ではこのような激しい症状は出ない。単なる単純疱疹にしろカポジ水痘様発疹症にしろ、この診断名をつけるには、必ずウイルスに典型的な中央に臍窩（へそのような窪み）のある水疱（中央が陥没し周りがリング状の、直径5mmほどの水ぶくれ。年少者では3mm程度のものもある。古くなると中央は褐色

痂皮となる）を確認する必要がある。カポジ水痘様発疹症の場合は、多少とも個々の皮疹の発症に数日間の時間的ずれがある。このため、尖っていないドーム状の赤色丘疹、臍窩を伴う水疱（すいほう）（第28章）、中央痂皮化した丘疹が混在し、細菌感染が起これば膿疱（のうほう）（第28章）も存在する。細菌感染の場合はほぼ同じ時期の発症であり、黄緑色の膿がほぼ同時に見られるが、臍窩のある水疱はできない。発症頻度は細菌感染が多いが、個人でカポジ水痘様発疹症を1ヵ月間隔程度で何回も再発を繰り返す人もいる。

　カポジ水痘様発疹症の診断がつけば抗ウイルス剤による治療が必要である。二次的細菌感染に注意する必要がある。

　2009年ころから難治化アトピー性皮膚炎患者にカポジ水痘様発疹症が多発する傾向が出現した。原因は不明だが、ステロイド離脱後何年も経過している人でも生じているので、ウイルスの変化による可能性も考慮すべきである。また、カポジ水痘様発疹症の皮疹の小型化が生じているようである。この皮疹は再発することが多いが、再発を繰り返すうちに皮疹の数が減少する。皮膚に抵抗力が徐々につくようである。なお、カポジ水痘様発疹症の発症の前後には強い瘙痒が出現することが多いが、アトピー性皮膚炎の皮疹の悪化が軽度の時もある。

第8章　入浴の限定的利用

1．入浴の目的

　ステロイドや保湿離脱中の皮膚には滲出液が多く細菌増殖の温床となるため、皮膚に付着している細菌を減らして感染症を予防する必要がある。これが入浴の主要な目的である。入浴の他の目的は、滲出液から出る不快なにおいを除去すること、脱落してもよい痂皮や鱗屑を除去し、皮膚の代謝亢進や痒み減少をもたらすことである。皮膚が強くなった後ではリラックスのために入浴は利用可能である。皮疹安定化後には、運動をあまりしたことがない人にとってのごく初期の理学療法として入浴や温泉を利用することができる。少し熱目の湯に5〜10分ほど、心臓がドキドキするまで浸かっては、しばらく休憩する。これを1回の入浴で数回繰り返す。心臓に対する刺激となり皮膚の新陳代謝を促すことになる。温泉水が直接皮膚をよくするわけでないことに注意が必要である。硫黄泉では皮膚に刺激を与える可能性もある。運動ができる人は積極的に歩く、走るを行うほうがよりよいことはいうまでもない。なお、本書で「入浴」は、浴室に入って体を清潔にすることを意味し、湯船に浸かることのみあるいはシャワーを掛けるのみでもよいが、両者を含んでもよい。湯船に浸かることとシャワーを区別しなければならない場合はその旨言及している。

2．入浴時の注意

　入浴時に特に注意すべきことは、皮膚表面にある皮脂を取りすぎないことと、傷の表面にある滲出液や痂皮を取りすぎないことである。石鹸

を使用すると、不使用より皮脂や滲出液や痂皮は取れやすい。皮脂を取りすぎると痒みが強くなり、滲出液や痂皮を取りすぎると皮疹が治りにくくなる。入浴による利益と不利益を勘案し、入浴の是非と入浴時間を決める。

　皮膚に傷があり入浴時に痛みが増強する恐怖感がある場合、無理に入浴しなくてもよいが、細菌感染予防の利益は考慮されるべきである。傷が減り細菌感染の可能性が減り乾燥肌程度になると、入浴による皮脂除去が入浴の主要な悪影響として現れ、痒み持続の原因となることがある。このようなとき、特に子どもでは、入浴は1週間に1度程度にすると、痒みが改善し皮疹改善の認められることが多い（脱風呂療法：広島市隅田医師提唱）。陰部や発汗部位を優しく洗うことは毎日でもほとんど問題は起こらない。表皮細胞は、2種類の抗菌物質を分泌し、余分な細菌の増殖を抑え、皮膚の感染症を予防している（Zasloff M, Nature 2002; 415: 389-395）。頻回の入浴やシャワーは自ら産生する抗菌物質を洗い流すことになり、細菌感染を起こしやすくさせる。

　石鹸使用については「第4章　脱保湿」の中の「3．いろいろな保湿方法」の項を参照されたい。

3．入浴方法

　ステロイドや保湿離脱の入院中では、浴槽を介した細菌感染を避けるため、湯船に浸からず短時間のシャワーが望ましい。シャワー時間は2〜3分とし、シャワーの圧力も皮膚が痛くならない程度に弱める。石鹸やシャンプーの使用頻度も数日に1度程度と少なくする。

　自宅での入浴方法：入浴時間（脱衣後から着衣開始まで）を短くする（長くて15分程度とする。湯船に浸かる時間は、石鹸で洗う前は1〜2分、洗った後は2〜3分でよい）。まず軽く体に湯をかけ1〜2分湯船に浸かる、あるいはシャワーにかかる。石鹸を使用する場合、綿タオルに保湿作用のない固形石鹸をよく泡立て、全身をなでるように優しく洗う。石鹸分を流し

た後2〜3分ほど湯船に浸かり、体を優しく手でなでて残りの石鹸分を除く。シャンプー使用の場合、泡は顔や体に触れないようにする。入浴の最後に10秒ほどシャワーをかぶり体表に残っている石鹸分を洗い落とす。この頃に痒みが強くなりタオルで皮膚を擦って掻くことが多いが、これは絶対に避ける。

4. 洗い方

「皮膚に優しいから」という理由で、痂皮や鱗屑が目立つ時に、「手に石鹸をつけて手で体を洗う」ことがよく行われている。しかし、石鹸の小さな粒が痂皮の下などに残り、洗い流しに時間がかかるため好ましくない。必ず綿タオルに石鹸をよく泡立て、それで優しくなでるあるいは軽く叩くように洗うことが望ましい。泡立てネットでよく泡立てて洗う方法は、ネットで石鹸を擦り取っているので手に石鹸をつけて洗う場合と同じで、粒状の石鹸が残っている危険性がある。スポンジやブラシは皮膚を削り取る程度が強いので避けた方がよい。適正な洗う強さはなかなか会得できない。皮膚に手の圧をかけるのではなく、タオルの重みだけの圧をかける程度である。固着している痂皮は取らず、自然に剥がれ落ちるものは取れるぐらいの強さで洗う。少しよくなれば軽く手で押さえる圧力を加えてもよい。実際に洗っている時に強さの指導を受けるのが望ましい。洗う前の傷と洗った後の傷を比べて、洗った後に滲出液が増えていれば洗いすぎと判断する。洗った後で硬い痂皮が取れても滲出液が出なければ問題はない。洗う前に傷の上に滲出液が半分固まった黄色い糊のようなもの（滲出液でできた湿った痂皮）がついている場合、これを取り去るとほぼ確実に滲出液が出るため洗いすぎとなる。

　痂皮や鱗屑が目立たなくなれば、それらに石鹸が固着しなくなるので、石鹸を用いた手洗いはあまり問題とならなくなる。

　小児では皮膚の傷の痛みのために石鹸の使用を嫌がる場合は、湯船の中で軽く手でなでるようにする（石鹸をつけずになでる場合、絶対にタオルを

使用してはいけない。摩擦抵抗が強く皮膚を傷つけるからである)。湯船に浸かることを嫌がる場合はシャワーでもよく、同じように優しく手で洗う。

5. 頻回の入浴は避ける

　入浴は1日1回までとする。1～2週間に1回程度でもよい場合がある。夏や発汗の多い時は、朝などに1回だけ追加的に、石鹸を使用しないシャワーをしてもよい。
　ステロイドや保湿離脱の初期で皮疹の安定化していない時に、温泉療法として長時間の入浴や頻回の入浴をすることは、皮疹安定化を起こさない、あるいは安定化までに時間がかかるために勧められない。まして、同じ温泉の水を滅菌もせずに何度も使用することは細菌感染予防のために避けなければならない。

第9章　理学療法

　スポーツをする人たちの肌はいつまでも美しい。これはいろいろな皮膚の調節機構が良好に働いている証拠である。

1．理学療法の意義

　ステロイドや保湿離脱の途中から行う理学療法（りがくりょうほう）（運動のこと）には、二つの意義がある。多くの患者は家に引きこもりがちとなり、運動不足になり、体力が減退しつつある状態でステロイドや保湿離脱に入る。皮疹がよくなり日常生活に戻って仕事や運動を行うと、通常勤務などの負荷でも過労となり、皮疹の悪化が起こりやすく、社会復帰に障害をもたらす可能性がある。この可能性を減らすことが一つである。もう一つは、運動することにより皮膚への血行をよくし、皮膚の治癒過程を促進させることである。皮膚へ到達する血管の多くは深部の筋肉を貫通して来るものであり、運動することにより皮膚への血行をよくすることは自明のことである。最近、運動により皮膚障害は早く治ることが発表されている。

2．理学療法での注意事項

　ステロイドや保湿離脱の初期には関節などに亀裂（きれつ）（第28章）の生じることがある。亀裂などの痛みが軽減すれば理学療法を開始することができる。痛みで膝関節が十分伸展できない状態で長距離歩行をすると、膝関節炎を起こす危険性がある。

運動による発汗で痒みや痛みの生じることがある。まずは、軽度発汗するまで運動し、発汗に対する皮膚の反応を調べる。体温が上昇することによって生じる温熱蕁麻疹が出ない限り、痒みや痛みを我慢して運動をするほうが皮膚は早くよくなる。

理学療法の内容はまずはエアロビクスのような有酸素運動である。病院にリハビリテーション施設があればエルゴメーターなどを利用することができるが、アトピー性皮膚炎やステロイド依存性皮膚症に対して、厚生労働省はリハビリテーションの保険適応を認めない。しかし、入院施設内の構造や病院周囲環境の特徴を利用して、施設独自の理学療法を作ることができる。初期の運動は、病院の中庭や病院周囲の散歩である。まず初めにゆっくりと20分休まずに、これに慣れると同じ速さで少し長く30分歩く。次は普通の歩行速度で30分、さらに次は少し速めで20分などと、徐々に負荷をかけていく。初めからランニングや筋力トレーニング（腕立て伏せや腹筋運動など）を行うと、ひどい疲れや筋肉痛などで皮疹の悪化をきたす。30分の早歩きで疲れなければ筋力トレーニングやランニングをはじめてもよい。筋肉や関節の保護のため、運動前後には十分なウォーミングアップやクールダウンが不可欠である。下肢の筋肉痛を予防するためには、運動後に20回程度の膝の屈伸運動が有効である。

なお、ステロイドや保湿離脱の時期の皮膚は光線に対して弱いので、日焼けを起こす時間帯では紫外線暴露を減らす工夫をする。日焼けによりその日の夕刻から翌日にかけて起こる痒みを減らすためである。このために日中は帽子の着用は不可欠である。帽子のつばは全周性の幅の広いものがよい。

昼夜逆転している人が多い。睡眠薬を使わずに運動による疲労で睡眠を取りやすいようにすることができる。

第10章　痂皮鱗屑をはぎ取る癖をなくす

　痂皮(かひ)(かさぶた、第28章)や鱗屑(りんせつ)(フケのようなもの、第28章)は目立つため美容上は好まれない。特に顔にあるとそうである。また、痂皮や鱗屑があると違和感があったり、チリチリしたり、痒みが出たりする。これらの理由で痂皮や鱗屑を取り除く癖のある人がかなりいる。

1．痂皮や鱗屑は無理に取らない

　痂皮や鱗屑は自然に剥がれ落ちるまで、それらを残しておかなければならない。早期に剥がすと再び痂皮形成が生じるため、落屑現象を人工的に繰り返させることになるからである。この悪循環を避けるためには、痂皮を剥ぎ取る癖をなくす必要がある。痂皮を取らないようにすることは、痒みを我慢することほどではないが、意外と難しい。
　もちろん、掻破によっても痂皮などは取れる。掻くことによって痂皮などを取り去らないほうがいいが、掻いて取れるのは仕方がない。脱ステロイド・脱保湿療法では「掻くな」と言わない。ステロイド離脱後に保湿離脱をしている限り傷が乾く方向に動き、掻いていても徐々に傷がつきにくくなるからである。痒みが強く起こって掻き壊す頻度も、癖で痂皮などを取る頻度より少なくなるので、皮膚の修復機転が亢進することになる。だから、掻いたことによって痂皮が剥ぎとられることについては問題としない。

2. 髭剃り

　男性の場合、顔面に皮疹が出現している時に髭剃りをどうすべきか、という問題がある。毎日1回定期的に剃るため、痂皮などを取る癖と同じように扱われるべきである。カミソリと電気カミソリで髭を剃る方法があるが、カミソリで剃るほうが表皮成分を削り取る量が多いため、より悪い影響を与える。髭を絶対剃らなければならない場合を除いて、ハサミで髭を切るべきである。表皮を削り取る程度が少ないからである。髭剃り部分の皮膚に痂皮がなくなれば、電気カミソリなどでの髭剃りは試しはじめてもよいが、できるだけ遅らせることが望ましい。

3. 表皮内蛋白の正常化

　ステロイド依存性皮膚症の状態にある皮膚がステロイドと保湿からの離脱により安定した皮膚に戻るためには、何度か皮膚は落屑を繰り返す必要があり、一度の落屑で完全な成熟した皮膚はできない。

　皮膚が安定する一つの要件は、皮膚の表皮細胞の中にある角質蛋白質（ケラチン）が正常化することである。ケラチンは正常皮膚の場合と炎症皮膚の場合では異なっている。ステロイドや保湿からの離脱時の炎症が起こっている皮膚では粘膜型のケラチンが作られ、炎症が収まるにつれて正常のケラチンに変わっていく。粘膜型のケラチンが正常のケラチンに変わるためには、何回かの落屑現象が必要なのであろう。

　何回かの落屑現象が必要なら落屑現象を早めればよいと考えることもできるが、それは間違いである。なぜなら、痂皮を無理やり取ることだからである。炎症皮膚から安定した皮膚に移行するためには、痂皮や鱗屑の下に生じてきている若い皮膚を必要期間守る必要がある。

第11章　滲出液を拭き取らない

　傷から出てくる滲出液は、体内の毒を出している液であって、出れば出るほど体にはよいと考えられることがしばしばある。この考え方は間違っている。滲出液は、ビランや亀裂、その他の皮膚の欠損を修復するために皮膚表面に出てくる皮膚保護液で、良質の蛋白質を含んでいる。この滲出液を拭き取ると、皮膚自身が自分の体を治そうとする働きを妨害することになる。

　サラサラの粘性の低い滲出液がダラダラと出る場合は、そのほとんどで低蛋白血症が存在する。何度も滲出液を拭い取ると、いつまでも滲出液を出すことになり、皮膚の修復を阻害して低蛋白血症を助長する。滲出液を拭い取ってはならない。

1．滲出液をガーゼで固定

　滲出液を無駄にしないためには滲出液が出ている皮疹部にガーゼを1（～2）枚貼り、滲出液を吸収させ、ガーゼを皮膚に固着させる。ガーゼが固着しない滲出液の少ない傷の場合はガーゼを貼る必要はない。固着したガーゼは最長1週間は剥ぎ取らないようにする。掻いてとれれば付け替える。清潔にするために入浴前に無理にガーゼを剥ぎ取り交換しているが、よくない。ガーゼの下で増殖しつつある表皮細胞をガーゼとともに剥ぎ取るからである。1週間固着していたガーゼは優しく剥がす。（水で濡らして剥がさない。片手で痂皮を抑えつつ、もう一方の手でガーゼを180度反転させ、皮膚に平行に引っ張り、痂皮を皮膚に残しつつガーゼを剥がす。）剥がした直後の皮膚は、修復されていても湿っているので、ビラン状態との区別が重要である。表面の液体が黄色くなければビランではない。細菌

感染が起こり膿がある場合は、入浴時にシャワーで濡らし、自然に剥がれ落ちるようにする。

　滅菌ガーゼは消毒薬の刺激作用を持つ。滅菌ガーゼは水道水で煮沸消毒し、乾燥させたものをよく揉んで柔らかくして使用する。常温の水道水洗いでもよい。使用したガーゼは捨てず、普通の洗濯をして再使用する。洗濯機で洗う場合は保護網に入れて洗うとガーゼの形が崩れにくい。洗剤をよくすすぎ落とすことが重要で、洗剤の量は洗濯機の説明書きが勧める量の7～8割とする。

2．ティッシュペーパー使用禁止

　滲出液を拭く時、ほとんどの人はティッシュペーパーを使う。ティッシュペーパーには種々の化学物質が含まれており、この化学物質によって一時刺激性皮膚炎が起こる。また、拭くという機械的刺激で皮膚を悪化させる。滲出液がなかなか止まらないという人には、医療者はティッシュペーパーの使用について問いただす必要がある。ベッドの周囲にゴミ入れがあればそこをのぞき、ティッシュペーパーが大量に捨てられていないかどうかを確認すべきである。

第12章　周囲の人間は「掻くな」と言わないこと

　短期の痛みは精神力で我慢でき、痛みが去った後には不快感は残らず、我慢ができた喜びが残る。痒みは短期のものでも掻かずにいることは難しい。さらに、我慢すればするほど不快感やストレスが溜まり、掻破の欲求は蓄積する。痒い患者に「自分では掻くのを我慢してください」や「少しだけ掻くのを我慢してね」と言ってもいいが、「掻くな」とは決して言ってはいけない。痒い患者は「掻くな」と言われると無性に腹が立つ。それを言った人間は「患者の気持ちを分かっていない」と評価される。医療現場での「掻くな」の発言は、医師や医療者との信頼関係崩壊のはじまりとなる。

1.　掻いても皮膚はよくなっていく

　ステロイドを外用していれば萎縮と湿潤により、保湿剤のみを外用していれば湿っていることにより、皮膚は掻破に対して傷つきやすくなっている。ステロイドと保湿の離脱をしていれば、皮膚は乾燥に向かい掻破などの機械的攻撃に強くなり、掻破しても徐々に傷がつかなくなっていく。外用治療を中止すれば皮膚が強くなるということは、普通の発想からすればまったく理解しがたく納得しがたいことであるが、多数例で確認された厳然たる事実である。掻かないで皮膚を傷つけなければ早くよくなる。掻けば傷が悪化するのは本人が一番よく知っている。痒い本人はもちろん痒みに耐えようと努力はしているが、ついには痒みに負けてしまう。周囲の人間はこの本人のどうしようもなくつらい気持ちを理解すべきである。周囲の人間は患者が掻いているときに「掻くな」と言

う代わりに、本人の努力の結果である皮疹のよくなっている部分を具体的に説明し、皮疹の改善過程のどの段階に位置しているかを詳しく説明するようにすべきである（「第15章　ステロイドと保湿離脱時の皮疹の経過」を参照のこと）。患者には掻いても必ずよくなっていくことを繰り返し告げ、掻いたことを悔やまないように励ますことが非常に重要である。

２．掻いてもいいから夜は眠ろう

　周囲が掻くなと言わなくなると、本人は「何とか掻かずに頑張ろう」と思う。日中は掻かずに我慢できるが、夜間睡眠中の掻破抑制は困難である。夜間は無意識のうちに掻くので、「意識があれば掻かないであろう」と思い、夜間眠らずにいようとする人がいる。夜間に眠らないのは二つの意味でよくない。一つは、人間の睡眠覚醒リズムを崩すことによって皮疹の悪化をもたらすことである。もう一つは、眠らずに頑張った翌日の睡眠中、それまでに蓄積された掻破欲求が突然爆発し、短時間のうちに激しく掻き、かえって深い大きな傷ができることである。皮膚の防御機能から考えれば、短時間に激しく掻くより長時間にゆっくりと掻くほうが皮膚はあまり悪くならない。だから、夜は、掻いてもいいから眠るほうがよい。

　眠るための睡眠薬使用について次のことは知っておく必要がある。睡眠導入剤のハルシオン（トリアゾラム）やマイスリー（ゾルピデム）などを使用すると、睡眠中に掻いている意識がまったく消失するために激しく掻き、よく眠れたが激しい掻破のあとが残ることがある。このような皮疹の悪化がなければ継続して服用してもよいが、悪化があれば中止する。

３．布では掻かないこと

　掻く場合には指の腹で掻くか掌でさするのが皮膚に優しい。爪はいつ

も短く切っておく。痛みが出る直前まで短かく切るのがよい。週に2～3回は爪を切るべきである。

　爪を立てて掻くと深い傷ができる。これを避けるためにタオルやハンカチで掻く人がいる。しかし、布で掻いたり擦ったりするとその傷は治りにくい。布で擦ると皮膚は一面に均等に削られることになる。爪で掻くと、深い傷もできるがまったく擦り取られない部分も残るという不均一な削られ方になる。この違いが傷の治り方に影響しているようである。夜間の掻破から皮膚を守るために手袋をする場合がある。これで傷がつきにくくなることもあるが、逆に均等に削られて傷がひどくなることもある。手袋使用は、二つの違う結果になることを知ったうえで、試すべきである。

第13章　アトピー性皮膚炎患者の掻破癖

　アトピー性皮膚炎患者には掻破癖のある人が多く、この癖のために皮疹が治りにくくなっている、という説がある。痒みのあるすべての人に少し痒くなるとすぐ掻きはじめるという傾向は存在するが、癖があるから皮疹が治らないわけではない。本当に痒くて掻破しているから治らないのである。

１．痒みの感覚

　痒みの感覚は「掻きたいという欲求を起こさせる感覚（痒感覚1）」と定義されているが、私の経験では痒みの感覚には掻破行動を導く要素は含まれていない。掻くと気持ちがよくなることを知っている人間が蚊に刺されると、しばらくして掻きたいという感覚が出現する。掻かずにしばらく我慢していると、非常に「不愉快なムズムズする感覚（痒感覚2）」が出現し蓄積する。この感覚の中には「掻きなさい」という動作を指示する感覚はない。私は、痒みの感覚はこの「不愉快なムズムズする感覚（痒感覚2）」であると考える。痒みの感覚は、我慢をすればするほど不愉快さが蓄積し、強いストレス、欲求不満となる。赤ん坊がこのような感覚を覚えた時、偶然に擦り、快感を覚え、同じことを何回も学習した結果、上記の「不愉快なムズムズする感覚（痒感覚2）」が生ずると、掻破という行動に繋がるようである（掻破学習説）。赤ん坊が、見るからに痒そうな皮疹であるにもかかわらず、掻かないでいるのをしばしば見ることや、ある時期から突然掻くようになるという観察と掻破学習説は一致する。痒みの感覚からすぐに掻くという動作に移るためには、偶然による掻破の結果として快感を経験学習することと、この学習が神経反射

(ある刺激に対して意識せずに特定の行動を取ること)になる過程が必要である。神経反射の段階に到達すると不愉快な感覚と掻破動作を起こさせる感覚が一つの感覚（瘙感覚1）のように出現し、教科書的な痒みの感覚が出現するようになると思われる。なお、一般の人の痒みの感覚の中には、上記瘙感覚1に加えて、掻破による快感も含まれていると考える。

2．痒みの種類

著者の経験では、痒み（瘙感覚1）は少なくとも3種類あると考える。第一は、ピンポイントで痒みの場所が分かるものである。漿液性丘疹のある場所でしばしば見られる。第二は、一定の拡がりの全体が痒いものである。蕁麻疹や苔癬化に見られる痒みである。第三は、部位の境界だけでなく部位そのものがあまり明瞭でない痒みであり、しばらくあちこち掻いているとゆっくりと痒みの部位が明瞭になってくるものである。この場合には皮疹はない。

3．二つの掻破癖

掻破行動は神経反射的行動と考えられるから、この神経反射を打ち消す行動を取る必要がある。掻破癖には二つの種類がある。第一は、痒いと思った部位に指を持っていき、1～2秒の短時間軽く掻く。第二は、同じ部位を恍惚状態とも言える状態で何分もの長時間掻き続ける、である。

第一の掻破癖がはじまったときに必ず「あっ、これをしてはいけないのだ」と自分に思わせ、掻破行動を中断するようにする。その後、掻きたければ少し控えめに掻く。このような訓練は日中の掻破予防に有効であるとともに、夜間の掻破にも抑制的に働くと考えられる。

この掻破癖を本人に知らせるには次のようにする。日中、何もしてい

ないときはズボンのベルトなどに二つの輪をぶら下げ、その中に手を入れておく。この輪は小さいものでなく、手が自由に抜ける程度の大きさ（直径7〜8cm）がよい。こうすれば、無意識で掻こうとすると手が輪に引っ掛かり、掻こうとする動作を本人に知らせることができる。夜間には抑制帯をし、掻破を抑制する。しかし、抑制帯の使用には注意が必要で、両腕抑制時に抑制がとまらなくなると、抑制のないときより短時間に激しく掻き、皮膚をより強く傷めることもある。抑制帯の使用は有効な場合のみ続ける。抑制する場合は、まずは利き腕だけを行うのがよい。

　第二の掻破癖のある人の手の動きを見ると、ほとんどの場合、同じ強さで、同じ速度で皮膚を掻いている。これは頻繁に起こる痒みに対して掻破しているように見える。通常、前腕の筋群は静止状態が正常状態である。しかし、掻破行動を行う手や前腕の筋群が、ある一定の強さや頻度で筋収縮を習慣的に長期に続けている場合には、「掻破する筋の収縮弛緩の繰り返しの状態がその筋の正常状態である」と脳が判断しているようである。この習慣的掻破行動は掻破動作としては強いものではなく、皮膚をあまり傷つけない。しかし、頻繁であるがために、軽い傷ではあっても皮膚は修復のための時間的余裕を持たないので、治癒へ向かわない。持続的な掻破を中断させ、掻いていることを意識させる必要がある。上肢の筋群を別の動き、別の強さ、別の頻度の運動に向かわせ、習慣的な掻破行動を中断させることが必要である。両手を使うゲームやコンピューターなどを使用するように仕向けるのがよい。

　掻破癖を治すために基本的には、掻破を起こさないように痒みを減らすか、掻いても傷のつかない皮膚を作ることが必要である。アトピー性皮膚炎患者の皮疹悪化の原因を患者の掻破癖に求め、掻破の責任を患者の癖に求める説にほとんど同意することはできない。現状では、ステロイド外用継続や保湿の継続によって痒みが続いていることが多い。この方面に目を向けるべきである。

第14章　不眠対策

1．不眠の程度

　一般的に人にはそれぞれに決まった睡眠時間がある。その時間は5〜9時間と幅が広い。だから、睡眠時間の長さだけで不眠であるかどうかの判断をしないほうがよい。

　ステロイドや保湿離脱の初期、皮疹が悪化して強い痒みのある人のほとんどは不眠を訴える。入院中、患者は、「まったく眠れなかった」とか「夜間に看護師が巡回に来たのはすべて知っている」などと表現する。夜間、看護師の巡回中に患者がいびきをかいて眠っていることが確認されていたり、「眠りが浅くて小さなもの音でも目が覚めるのは分かるが、まったく眠っていないことはないでしょう」と指摘されると同意することも多い。朝の診察時に「眠れなかった」と訴える患者の目を見れば、どの程度の睡眠不足であるか、どの程度眠りが障害されたかは慣れた観察者にはおおむね分かる。徹夜で勉強したり話し込んだりしたときのように、本当に一晩中眠っていないならば憔悴しきった顔つきとなる。そうでなくて、少し眠そうなだけであれば実際に眠りが浅かったり、途中覚醒があったりするが、必要最小限は眠っている。患者の睡眠の程度を知り患者を安心させるためには、入院中は看護師の睡眠についての観察記録は重要である。

2．脳の睡眠中枢

　脳には覚醒中枢（目覚めているように指示する脳の部分）と睡眠中枢（眠るように指示する脳の部分）があり、この二つの中枢のバランスで朝は目

覚め、夜は眠るという睡眠のリズムが形成される。

　痛みのある患者の場合、痛みが覚醒中枢を刺激し、脳が興奮し、緊張するために眠りにくくなる。この場合、不眠への対策としては痛みを抑えることが一番重要である。しかし、必要最小限は眠っていることを伝えることができれば、「自分は眠っていないので治りにくい」との焦りや不安を和らげて、覚醒中枢の刺激を減らすことができれば、不眠は少しでも解消できる可能性はある。

3．実際の不眠対策

　仕事や学習などの日常生活や運動による疲れで気持ちよく眠れるのが健康的な眠りである。できる限り薬物を使わないほうがよい。睡眠薬を使うことがあっても、不眠が解決されはじめれば、睡眠薬は早期に中止することが望ましい。

① 眠気のために昼寝をしたくなっても決して横たわらず、椅子などに座り、風邪を引かないように軽く保温しながらうたた寝をする。
② 夕食前までに少し疲れを感じる程度の運動をし、眠気を誘うようにする。
③ 夕刻に気象情報を聞き、少し涼し目になるように掛蒲団の厚さを工夫する。蒲団は1枚のものではなく、薄いものあるいはタオルケットの大きいもの、毛布などを組み合わせて、微妙な温度調節ができるようにする。蒲団は下半身がより温かく、上半身はより涼しくなるように調節する。枕は首筋が涼しくなるように、大きなものを使用せず、ソバガラの入ったもののように（そばアレルギーの人は要注意）形が変わり首筋にあたらないものがよい。
④ 不眠症になる以前の就眠時刻の1時間前に蒲団を敷き、パジャマ（寝巻き）に着替え、歯磨きをし、睡眠薬がすぐ飲めるように薬と水を準備し、トイレを済ますなどし、眠くなったらすぐに寝床に入れるようにしておく。その状態でくつろいだ時間を過ごす。さ

らに眠くするためには、たとえば、自分が耐えられる範囲の少し難しい本を用意し、それを読もうと努力する。

⑤ 眠くなってきたら（睡眠薬を飲み）寝床に入り、「別に眠れなくてもいい」と気楽な気持ちでしばらくいる。10分ほどして眠れなければ起きて何かをする。これを繰り返せばよい。家庭では、アルコールを飲んであまり痒くならなければ、アルコール濃度の濃いものを少量飲むことも試してよい。

⑥ 蒲団に入り体が温まりはじめると、痒みが出てくる人が非常に多い。このとき、掻くと皮疹がひどくなり、痛みも出現することが分かっているので、必死になって掻かないでおこうと努力する人がいる。努力の一つである保冷剤による止痒は有効であることが多い。しかし、このときの痒みは諦めて、「眠る前に掻破によって気持ちよくなればいい、気持ちよくなれば自然に眠れる」ぐらいの軽い気持ちでこのときの痒みを迎えるほうが気は楽である。実際、我慢しても結局は掻いてしまうからである。ステロイドだけでなく保湿も離脱していれば、掻破してもそのうちに皮疹がよくなってくるはず、と思っておく。

離脱症状の強い1週間ぐらいは眠りが浅くとも、その後では必ず眠れるようになるから心配しないことである。

4．睡眠薬の使い方

寝つきにくい時：例えばマイスリー（ゾルピデム）とレンドルミン（ブロチゾラム）とポララミン（マレイン酸クロルフェニラミン）の3種類の薬物を用い、眠気がある時点に集中するようにする。眠りにつきたい時間の3時間前にレンドルミンを飲み（効果のピークが内服後3時間であるため）、30分から1時間前にポララミンを飲み（ピークに達するには30分から1時間かかる）、眠りにつきたい時間の直前にマイスリーを飲む（マイスリーは即効型であるので）。このような工夫でかなり眠れるようにはなるが、そ

れでも眠れない人はいる。

　眠りが浅い時：マイスリー、レンドルミン、ポララミンを眠くなってきたら内服する。眠前薬を飲むための水は 20㎖ 以下とする。

　睡眠薬によっては、夜間の激しい掻破行動をまったく意識させないことがある。この問題点については第 12 章の 2. で述べた。

第15章 ステロイドと保湿離脱時の皮疹の経過

　患者は皮疹の見方に慣れていない（本章の3．患者が誤解する「見た目の悪さ」と「自覚症状の悪さ」）。ステロイドや保湿離脱中、皮疹がよくなるまでには、しばしば一時的に見た目と自覚症状が悪化するために不安になり、皮疹を客観的冷静に見ることができなくなることが多い。このようなとき、特に外来通院中の患者は、つい他の医師の意見を聞きたくなる。ほとんどの場合、その医師はアトピー性皮膚炎にステロイド外用治療を行わなければならないと思っている医師である。ステロイドや保湿離脱中の患者がこのようなステロイド使用医師の意見を聞くことになると、医師はその患者で起こっている状態を見て「ひどい状態に患者を追い込んでいる、やはり脱ステロイドは間違いだ」と考える。そして多くの場合、患者を叱責し、脱ステロイド療法全般に対する批判を脱ステロイド治療中の患者に伝える。そして患者をさらに不安にさせる。皮疹の経過を知ると不安を軽減することができる。

1．皮疹の継時的変化認識の重要性

　本章は脱ステロイド・脱保湿療法において最も重要な点の一つである。患者はこの治療を行っているときは「今の皮疹はよくなっているのか、悪くなっているのか、それとも何か別の要素が入ってきているのであろうか」と常に考え悩んでいる。日本だけでなく世界のほとんどで、「悪化すればステロイドを外用しなければよくならない、アトピー性皮膚炎患者の皮膚は乾燥しているから保湿が重要」と言われているときに、「ステロイドを使ってはいけません、あなたの皮膚はステロイドをやめ

なければよくなりません、保湿もしてはいけません」とまじめな顔で言われても、患者はそのように言う医師をただちに信用することはできない。結果的によくなれば、後から振り返って「ああ、やっぱりステロイドをやめてよかった」と言えても、ステロイドや保湿離脱の真最中では不安がつきまとうのはまったく普通の当然の現象である。だから、日々変化する皮膚を正確に評価して、皮疹がどのような方向へ向かっているのか、現在はどの段階であるのかなど、皮疹の継時的変化を正確に患者が理解・納得できるようにする必要がある。これなしには患者は離脱症状の厳しさに耐えられず、脱ステロイド・脱保湿療法をあきらめることになる。

2．皮疹の一般的経過

皮疹改善の一般的経過を主要な部分だけを取り出すと、以下のようになる（「第1章、10. 皮疹の経過を知ること」を参照）。

① 紅斑（赤）→色素沈着（黒や褐色）→正常色（白～淡黄色）
② ビラン（一面にジクジクした傷）→痂皮（かひ）（黄色や褐色のかさぶた）→鱗屑（りんせつ）（白いフケようのもの）→正常化
③ 苔癬化（たいせんか）（夏みかんの皮のように盛り上がったもの）→盛り上がりの減少と痂皮化→正常化（注：ステロイド外用をしていた苔癬化は、境界が不明瞭で盛り上がりもなだらかである。また、皮膚にある小さな溝である皮溝も目立たない。この所見はステロイド依存性皮膚症の重要な所見である）
④ 痒疹（ようしん）（8mm前後の硬い盛り上がり）→盛り上がりの減少→正常化
　└→貨幣状湿疹（かへいじょうしっしん）（表面に小さなでこぼこのあるコイン大で少しドーム状のジクジクした湿疹）→痂皮化→正常化

この経過は一般的なものであるが、脱ステロイド・脱保湿療法を行っている途中で自分の個々の皮疹がどの段階にあるかを知る重要な目安と

考えておくべきである。すべてがこのように進むわけではないし、個々の時点の細かい変化を述べているわけでもない点に注意が必要である。

　浮腫が強い皮膚での掻破痕の経過は、まず爪の幅（時に2～3倍の爪幅）に長い帯状のビラン面（めん）が見られる。よくなるにつれて帯状のビランが爪の幅より細く線状になり、次に線が途切れ、さらに小さな円状のビランが点線状に並ぶようになる。この点線状ビランはよくなるにつれてビランの間隔が長くなり、円も小さくなり、点線状であることが分からなくなる。さらによくなると、掻いても滲出液の出ないかさかさの皮膚になる。そしてついに掻いても皮膚に変化が生じなくなる。この時点では掻破の程度も軽くなっている。

3．患者が誤解する「見た目の悪さ」と「自覚症状の悪さ」

　患者は「見た目の悪さ」と「自覚症状の悪さ」によって皮疹の進行や改善状態を判断する傾向があるため、皮疹の経過を正しく認識できないことがしばしばある。次に代表的なものを述べる。

(1) 見た目の悪さ
　① 黄色い滲出液しか出ていなかったが、赤い出血が起こりはじめる
　② 皮膚が黒くなる
　③ 「フケ」ようのものがつき、白くなる

(2) 自覚症状の悪さ
　① 滲出液が出ていた表面が固まって、突っ張り感が強くなる
　② 大きな痂皮（かさぶた）があったのに、シワの所に亀裂ができて痛くなる
　③ 痂皮が取れようとするときに、急に痒みが強くなる
　④ 小さな白い「フケ」様のものが多くでき、皮膚がかさかさと乾燥する

⑤　いつまでたっても痒みが減らない（皮膚はよくなっているのに）
⑥　以前は掻いている時に痛みは出なかったが、最近痛みを感じるようになった

　悪い状態になったと思い、落ち込んでいる患者をよい方向へ導くためには、皮疹の経過をその一般的な動きと個々の患者の特徴とをつかみ、時々刻々の変化を患者が理解できるように伝えることは、医療者にとって非常に重要なことである。
　詳しい経過を述べる前に、皮疹の経過を評価する際に知っておくべきいくつかの不思議な現象について述べておく。これらの現象を知っておかないと、不安が募って余分なストレスがたまることになる。

4．ステロイド外用部位以外での皮膚の反応（遠隔皮膚の連絡反応）

　「足の甲には今まで一度もステロイドを外用したことがないのに、ステロイド外用を中止すると足の甲も悪化した。どうしてですか？」という質問をしばしば受ける。ステロイドや保湿離脱時（時にステロイド離脱時と略すことがある）に、過去にはまったくステロイドを外用していないところでも、離脱症状として皮疹の出現することがある。
　皮膚の一部へ外用剤を使用しても全身へは影響しないと考えられているが、実際はそうではない。私が脱ステロイド・脱保湿療法をはじめだした頃のことであるが、ある患者のステロイド離脱中に顔と首にカポジ水痘様発疹症（単純ヘルペスの拡大散布型）が生じた。痛みが強いためこの部位にステロイド外用剤を塗布したところ、その部位だけでなく全身の皮疹が急激に改善した。外用を中止すると再び全身で皮疹の悪化が起こった。ステロイドを一部皮膚に外用した場合のこの現象は、互いに離れた皮膚の間でステロイドの作用を伝えあう何らかの機構が存在することを示している。血流を介する、神経を介する、あるいは皮膚細胞が直

接連絡を取り合っているなどが考えられる。微量の外用ステロイドが血流に乗って他部で働いている可能性を否定するものではないが、保湿剤についても同様の遠隔皮膚連絡反応は見られるので、血液中のステロイド以外の作用であることを強く示唆するものである。

　連絡反応が途切れる部位は少しある。指とかかとの亀裂に対するワセリンや亜鉛華軟膏の外用で分かった。痛みをとめるために外用しても、ほとんど他の部位には影響を与えない。乳頭や乳暈(にゅううん)（乳頭の周りの黒い部分）の湿疹と手指の貨幣状湿疹に対する亜鉛華軟膏の外用の場合もそうである。連絡反応については問題がなくても、局所の保湿については問題が生じうる。指などにガーゼを薄く巻くことはよいが、バンドエイドなど局所の閉鎖傾向の強い貼り物は避けたほうがよい。保湿が強くなるからである。なお、傷にガーゼがくっつかないことを宣伝文句にして売りに出されているガーゼは使用を避けるほうがよい。しばしば接触皮膚炎を起こしている。

5．手指は最も外用の多いところ

「以前、手や指には皮疹がなかったので、そこにステロイドはまったく塗っていなかった。脱ステロイドをしはじめてから手が悪くなってきた」と言う人がいる。自分で自分の皮疹にステロイドを外用するとき、手や指を使用せずに塗る人がいるであろうか。手指はステロイド外用機会の最も多い場所であり、ステロイド依存性皮膚症の最も強く出ても不思議でない場所である。

　なおステロイドや保湿離脱時、手以外の皮疹が相当よくなった時点で手の湿疹が悪化したり、新たに手に湿疹が出現することがある。新たに手に湿疹が出現すると落胆する人が多いが、しばしば手以外の皮疹が相当よくなった時に起こってくる現象なので、あと少しで満足できるようになるという意味で、喜ばしいことと評価すべきである。不思議であるが、ステロイド外用症例においても同様に、全身の皮疹が改善した後に

手の湿疹が悪化することが多いと報告する人もいる。理由は不明である。

6．部位による皮疹改善の時間的ずれ

　顔の皮疹と他部位の皮疹の悪化や改善が、時間的にずれることがある。顔面の皮疹は多くは後まで残るが、ときに他部より早くよくなることがある。露出部なので常に乾燥していることが早くよくなる理由かもしれない。遅くなる理由は日光照射が関係しているのかもしれない。前項の、体の他の部位が相当よくなってきたときに、手指に湿疹が出てくることも皮疹改善の時間的ずれの一つの例である。

　皮疹の治りが遅い部位は、額、頬、首、肩、上胸、腋窩（わき）の前後、乳頭、肩甲間部（両側肩甲骨の間）、腹のシワ、ソケイ部から大腿内側、臀部（おしり）、大腿外側、肘窩（肘の内側）、膝膕（膝の裏）、手首、足首であり、多くはアトピー性皮膚炎の好発部位である。

7．痂皮化の時間の短縮

　滲出液が垂れ落ちるほどではないが、皮がめくれて赤い湿った広いビラン面が頬、額、肩などにできることがある。このビラン面の治りはじめの変化は微妙であるため判断が難しい。ジクジクした赤い湿ったビラン面が徐々に痂皮に変化し、これを掻き壊すことによって再びジクジクしたビラン面を作る。これを繰り返しているとジクジクした傷の面積が小さくならず、なかなかよくならないと本人も周りの人も心配する。しかし、注意して観察すると微かな違いがある。痂皮になる速度の変化である。初めはゆっくりと、後ではかなり早く痂皮化する。この変化が生じるには、ジクジクしたビラン面になった後、数日あるいは人によっては数週かかることもある。痂皮化に要する時間が短くなっているということに気づくためには、朝の皮疹のジクジクさと夕刻の乾燥した痂皮

形成を日を追って比較する。痂皮化時間の短縮は広いビランの一部分で起こっていることもある。症状が強い場合も弱い場合も、痂皮化の速度などのようにどんな小さなことでも改善していく皮疹を発見し、患者と医師が確認し合えば、患者の不安を少なくすることができる。

ビラン内の表皮化の移行については、第1章の10.を参照のこと。

8．皮疹評価は自覚症状（痒み、痛みなど）ではなく他覚症状で（皮疹改善には一定の順序がある）

本章の初めですでに若干述べたが、皮疹の経過を評価する場合に注意すべきことは、自覚症状（痛みや痒み）や見た目が悪化しても、皮疹は改善していることが、特に離脱症状の強い初期に起こりやすいことである。また、皮疹改善には一定の順序がある。皮疹の経過を正しく評価するためには、皮膚の解剖学（生体の構造についての学問）や病態生理学（病気が起こっている状態を説明する学問）の知識を得て、他覚症状の移り変わりを見る必要がある。患者はこのことを理解しようとしなければ、脱ステロイド・脱保湿療法に失敗することにつながるので、注意が必要である。

9．部位別皮疹改善の経過

(1) 顔面
顔面内の好発部位で皮疹が治りにくい理由として、ステロイド外用の期間や量に関係していることが考えられる。顔面は他人に見られるところであり、皮疹が気になる人は必死になって皮疹を抑えようとする。従って、顔面への外用は必然的に多くなり、依存性の出現する可能性も高く、ここに皮疹が残りやすいともいえる。ステロイド外用剤の中でハロゲンが含まれていないから副作用が少ないということで、ロコイド軟膏が顔面によく使用される。また、弱いということで眼科などからもネ

オメドロールEE軟膏やプレドニン眼軟膏が眼瞼に使用される。これらの薬物は副作用がそれほど弱いわけではない。現実にかなりの率で副作用を発生している。プロトピックもしばしば使用され、治りにくくしている。

　掻くと傷がつくので代わりに叩くことが行われている。顔を叩くことが癖となり皮疹を治りにくくしていることに気がつかないでいる。その上に、叩くことは眼球に対する強い作用で白内障や網膜剥離を起こす。叩くことはやめるべきである。

　アトピー性皮膚炎に顔面や頭に脂漏性皮膚炎（皮脂が多く出されるために生じる皮膚の炎症）を合併していることがある。顔の脂漏性皮膚炎では、眉間、鼻唇溝（鼻の横の皺部分）、眼瞼などに、そのほかの顔の部位より多くステロイドを外用している。アトピー性皮膚炎は成人になれば消失することが普通であるが、脂漏性皮膚炎は成人後もたびたび出現する。脂漏部位にステロイドを多く外用した人では、普通の脂漏性皮膚炎の人より頻回に皮疹の悪化する危険性がある。

① 湿った紅斑・糜爛

　外用剤離脱をはじめると最もひどい部分は一面のビランとなる。このときは角層がないため表面は比較的ツルリとしていて皮膚の動きも自由である。ビラン面は赤くはあるが、次に生じてくる段階に比べると外見上はまだましである。

　乳児にしばしば見られるが、次の段階である痂皮化に至らない、あるいは痂皮化の前段階としての変化がある。ビラン内に円形に近い灰白色の湿った表皮化とそれを囲む網目状亀裂が現れる。そのまま正常の表皮に移行するか、痂皮化してその下に正常の皮膚を作りはじめる。

② 痂皮化と亀裂

　少し皮膚の状態が改善してくると、それまでの赤い皮膚の下により健康な若い皮膚が再生しはじめる。この深い位置にある若い皮膚の最外層より外に存在する以前の皮膚は、水分が供給されなくなり、乾燥し、痂

皮となり、収縮し、皮膚がこわばった感じを生み出す。痂皮はおおむね径が2cmほどまでの黒褐色の分厚いもので、表面の乾燥がさらに進むと亀裂を生じる。亀裂部分からは持続的に滲出液がしみ出す（特に低蛋白血症の場合はひどく、さらさらの滲出液が出てなかなか固まらない。この時期から次の白色の鱗屑が出る時期が、見た目には最もひどく見える）。掻破によりこの過程を何回か繰り返すうちにビラン面は小さくなる。

　最近、頬や額に次のような皮疹の出現する症例が増えている。湿った紅斑の上に湿った分厚い黄色の痂皮が形成される。皮膚のバリア機構が不十分なため、組織浸透圧の力で痂皮の底に滲出液が浸み出し、既存の痂皮を押し上げるように皮膚側に新たに痂皮を作る。重症の場合は分厚さが1cm近くまで盛り上がる。皮膚バリア機構がある程度改善し、黄色の痂皮が白味がかり乾燥した後に剥がれ落ちやすくなるが、剥がれた部位でも軽い刺激で再び湿った痂皮形成がはじまる。紅斑が消え、滲出性が止まるまでには長い時間がかかる。強いステロイドやプロトピックを長期に使用した人に起こりやすい。

　何回かの掻破によって痂皮化を繰り返していると、出血するようになる。苔癬化がひどく表皮が分厚い場合には、掻破しても真皮まで届かず、出血しない。しかし、少し改善して表皮が薄くなると、真皮まで皮膚剥離がおよぶため、出血するようになる。出血すると皮膚が悪化しているように見えるが、この経過の場合は、出血するようになることは改善を示している。

　痂皮化と亀裂の時期に見た目をよくするために、痂皮を擦り取ったり滲出液を頻回に拭い取ったりすることが多い。痂皮を擦り取ると正常の角質蛋白質が作られず、滲出液を拭い取ると痂皮形成を妨げることになり、いずれも皮疹が治る方向へは向かわない。さらに、多くの蛋白質が失われるため（特に乳幼児では強い影響がある）、低蛋白血症へ向かったりそれがさらに増悪したりする。

　なお、この時期の顔の洗い方は難しい。洗いすぎるとビラン面をいつまでも保持することになる一方、洗いが弱いと取れてもよい痂皮が溜まり、細菌の過剰増殖による感染症の危険性が出現する。患者の洗い方や

洗い方の表現方法は十人十色であるので、実際に洗ったあとの皮疹の状態を見た上で、洗い方が適切であるかどうかを判断する必要がある。痂皮がとれてビラン面から滲出液がにじみ出るようであれば洗い方は強すぎる。洗顔していて治りにくい場合にはいったん洗顔を1週間ほどやめる必要がある。

　夜間、顔面から出る滲出液を軽減する目的で頭部を挙上すると（ギャッジベッドの頭部を上げる）、滲出液が出にくくなることがある。自宅では、布団の下に座布団を重ねて入れ、腰から頭部までを徐々に持ち上げるようにすればよい。

③　痂皮の小型化と色素沈着

　さらに改善すると、痂皮（角層成分に滲出液、血液、細菌等の混ざったもの）は徐々に小さくなり、褐色調も淡くなり、さらに少しずつ白色に近くなっていく。亀裂も初めは網状であるが、その網の幅は細く長さは短く途切れるようになり、最後は点状のビラン程度に変化する。赤みが減少し、炎症後の色素沈着が目立ってくる。色が黒くなることは特に女性にとっては気になることであり、皮膚の状態が悪くなってきていると評価しがちである。しかし、肌の色が赤色から暗赤色、さらに黒褐色になること（赤色成分が消えること）は炎症が治まってきていることを示し、皮疹の改善を意味する。まれに褐色調にならない（色素沈着が生じない）人がいる。

④　鱗屑形成と皮脂出現

　さらによくなると、痂皮から鱗屑（角層成分のみ）に変化し、白色のフケ様のものになる。この鱗屑も徐々に小さくなり、皮膚の白色調が目立ってくる。鱗屑が直径1mm以下になると部分的に鱗屑は見られなくなり（多くは脂漏部位〔皮脂の多くでる部分で眉間、鼻尖、鼻の横のシワ部分等を意味する〕からはじまる）、一般の人でも皮疹がよくなってきたことを納得しうるようになる。この時期には、顔面皮膚表面に皮脂分泌がはじまっており、少しテカテカした感じが生まれる。ニキビもできはじめる。

⑤　皮疹の種類の違いによる皮疹変化の時間的ずれ

　顔面に存在する皮疹の種類の違いによって皮疹の改善速度が異なることはよくある。より治りの遅い湿疹病変やビラン面が目立った状態を続ける一方で、すでにかなりよくなっている皮膚がどんどんよくなり、正常化あるいは正常に近い状態になっていることがある。この場合、多くの人はよりひどい病変部のみに気を取られ、その他の部分の変化に気づかない。皮疹の変化の評価を行う場合、より悪い目立った皮疹だけでなく、あまり目立たない正常に近い皮疹（あるいは皮膚）部分の変化にも注意する必要がある。皮膚の状態の把握には、常に全体がどうなっているのかという視点が不可欠である。気づきにくい点などを含め将来を予測した説明は離脱成功の一つの重要な要素である。

　皮疹の種類の違いにより皮疹変化が時間的にずれることは、顔だけではなく全身の皮疹においても同じことが言える。

⑥　治りの遅い部分：額、眼瞼、頬、耳

　額、眼瞼、頬、耳は乳児期での湿疹の好発部位であり、治りが遅い。

　額には、治りの遅いビラン面や苔癬化がしばしば出現する。額の皮疹の治りにくい理由の一つとして、頭皮へのステロイドローションの外用が重要な要素をしめていることがあるようである。頭皮の痒みに対して、ステロイドのローションを長期間外用していた人の額に、それまでなかった苔癬化病変が出現することが見られている。

　眼瞼では、パンダの眼瞼の円形白斑のように境界明瞭な湿潤した紅斑が出現する。しばしば浮腫を伴い、鱗屑も目立つ。眼瞼の円形赤色皮疹は、ステロイド離脱前には出ていなかった場合、ステロイド点眼薬の影響を考える必要がある。時に、点眼ステロイド薬の使用や眼瞼へのステロイド外用をまったくしない人にも生じることがある。この場合は、遠隔皮膚連絡反応によって他部へのステロイド外用が眼瞼に影響していたと考えざるをえない。眼瞼は、ステロイド吸収率が4倍ほど高いことが影響しているのであろう。

　頬では性質の違う皮疹が出る。ビラン面では、滲出性が強い場合と弱

い場合がある。痂皮では、大きさ、褐色から黄色などの色、乾いたものから湿ったゲル状のものまでの乾燥度の違いである。

　耳たぶの付け根には幼児期しばしば耳切れを起こすが、成人期では耳全体が腫れ、赤みも痂皮形成も強い。強い痒みがあり、場所の特殊性で睡眠を妨げる（横になって寝る時、耳が当たって痛くなる）。

(2) 頚部

　離脱の初期には浮腫が強く、滲出液も多く、ビランや亀裂のために痛くて首は回らない。この時期、そよ風が当たるだけでも痛みを感じる日々が1週間ほど続く。頚部は苔癬化していることがほとんどで、水平の大きなシワに区切られている。頚部は搔破が多いため、痂皮化しても痂皮が残ることは少ない。改善を示す現象は、滲出液が減ること、盛り上がりが減ること、痂皮化が目立つようになることである。これらが起こりはじめると、そよ風に当たっても痛みを感じなくなる。しかし、痂皮の乾燥収縮によりシワに亀裂が出現するようになると亀裂が裂けるために痛みを感じるようになり、痂皮の見た目の悪さが加わり、皮疹が悪化していると考えられることが多い。発赤が減少し、色素沈着が目立つため、色の黒さが気になるようにもなる。シワとシワの間にある苔癬化がさらに改善し、発赤が減り褐色調が強くなっていく頃には、痛みによる首の回転運動の制限は少なくなる。苔癬化部分の痂皮が消失してもシワの亀裂の残ることは多く、亀裂が裂ける痛みがしばらくは続く。亀裂が消失するにつれて、苔癬化と紅斑、色素沈着も消えていく。

(3) 肘窩膝膕

　アトピー性皮膚炎の好発部位である。強力にステロイド外用剤で治療していない場合には、この部位に苔癬化局面の皮疹は存在する。肘窩膝膕にステロイド外用を強力に行っていた人の場合には、肘窩膝膕には萎縮以外の皮疹が見られず、肘窩膝膕の中枢側と末梢側に強い皮疹の存在していることが多い。ステロイドを外用していたにもかかわらず、アトピー性皮膚炎の活動性が残っている人では、離脱症状として肘窩膝膕の

強い発赤と浮腫、短い亀裂、爪幅の帯状掻破痕が生じる。少し乾きはじめると、掻破痕は線状から点線状になり、さらに間隔の広い点線状や連続性の不明瞭な小さな掻破痕となる。亀裂はかなりの期間残るが、これが消失する頃には乾燥した苔癬化局面となり、アトピー性皮膚炎の典型像となる。この苔癬化局面が消失する時期は人により相当の開きがある。時に脱色素斑の見られることがある。色素沈着や脱色素斑はかなり長期に残ることが多い。

(4) 手

炎症が強いときは浮腫が強く腫れている。少し改善し、乾燥がはじまると指の関節に亀裂、基節骨背部のリング状湿疹、末節骨背部の漿液性丘疹が多発し、滲出液と分厚い痂皮の多い皮疹が目立つようになる。腫れが収まるに従って、亀裂も癒合するようになり、リング状湿疹もリングが不明瞭となる。末節骨背部の皮疹はゆっくりと痂皮形成が減少する。浮腫が強くないと貨幣状湿疹のみが散在する場合もある。手掌のシワに一致して滲出性の炎症や亀裂が発生することもある。異汗性湿疹(い かんせいしっしん)(指の側面にある汗の管がつまって痒くなるといわれている湿疹) も発生する。

すでに述べたように (本章の5.)、他部の皮疹が消えかけるころに手に皮疹の出現することが多い。皮疹の形態は、紅斑、丘疹、亀裂、貨幣状湿疹様、異汗性湿疹様などいろいろな形をとる。

治療について少し述べると、貨幣状湿疹に対しては亜鉛華軟膏(あ えん か なんこう)(酸化亜鉛を含む油脂性の白い軟膏)やガーゼ保護は効く場合がある。指の亀裂には痛み軽減のためにワセリンを亀裂部のみに外用する。その他の皮疹に対しては何もせず、安静とする。掌や手の甲を除いて、指だけにワセリンなどを外用しても全身にはほとんど影響がないため、指にはこのような外用剤の使用は可能である。亀裂や貨幣状湿疹に対してバンドエイドなどの外用が有効なことがあるが、ときにバンドエイドのガーゼ部分や粘着部分で接触皮膚炎を起こす。この場合は、消毒液のついていないガーゼを使う必要がある。絆創膏はできれば皮膚に直接貼りつけずにガーゼ面のみに貼り、ガーゼがスポスポと抜けやすい状態で皮膚を保護するほ

うがより安全である。清潔にしなければならないと思い、強い頻回の手洗いや石鹸使用の手洗いは傷の治りを遅くする。

　寒い時期は、タクシー運転手がよく用いている薄い綿の手袋で軽い保温を行うと治癒が早まり、痛みと痒みがましになることがある。指の動きに不自由を感じる場合は、手袋の指先だけを切り取って使用すればよい。

(5) 乳頭と乳輪

　理由はまったく分からないが、乳頭と乳輪に湿疹はよくできる。ステロイドをまったく使ったことのない乳児にも乳輪に湿疹はできる。皮疹出現後、乳頭が突出しているため、擦れることが原因で治りにくい。湿疹はガーゼ保護や亜鉛華軟膏外用でときに改善することは認められるが、治療抵抗性である。産婦が授乳をしなければならない時は困る。

(6) 特殊な皮疹について

① 四肢体幹の毛孔一致性（汗孔一致性もあるかもしれない）丘疹

　関節部を除く四肢で激しい離脱症状が出現すれば、まず浮腫と紅斑が生じ、少し改善すれば大きな鱗屑痂皮（大きな鱗屑に滲出液がしみ込んだ黄色から茶褐色のかさぶた）が現れる。これが改善する途中から、直径6mm前後の丘疹が多発してくる。この丘疹は毛孔一致性丘疹と考えられるが、一部は汗腺一致性であるかもしれない。いずれにせよ、丘疹部は色素が少なく、その周囲には色素があり、黒い皮膚を背景として点状に小さな多数の白斑が浮き出るような形を取る。この丘疹の隆起が少なくなればなるほど、周囲の色素沈着も減少し、全体として正常の黄色の皮膚に変化していく。しかし、まれに、丘疹がなかなか減高せず、色素沈着がいつまでも残る人がいる。離脱病状があまりひどくない場合は、鱗屑痂皮の減少後に毛孔一致性丘疹が目立つことは少なく、おおむねただちに平坦な皮膚が現れる。

　体幹の症状が非常にひどいときにも同じような経過の後に同様の毛孔一致性の丘疹の発生を見ることがある。

② 痒疹や貨幣状湿疹の経過

痒疹が生じた初期にはステロイド外用で痒みも皮疹も改善する。外用を続けていると、ある時期から痒みは収まらず、隆起病変は拡大増高する。長くステロイドを外用していてもよくならない痒疹は、ステロイド外用を中止しないと治らない。

ステロイドが効かない痒疹は、ステロイド外用中止によって二つの経路を通って消失する。一つはそのままゆっくりあるいは急速に隆起が減少する。痒疹の頂上は掻破によってビラン面を呈することが多い。多くは減高しながら周囲から正常の皮膚の高さに戻っていく。途中で周囲に少し紅斑の広がることがあるが、これも徐々に消失していく。もう一つは、急速に貨幣状湿疹様に変化し、その後徐々に乾燥してよくなる。この過程では、全体としてドーム状に隆起した貨幣状湿疹の高さが減るとともに、貨幣状湿疹を構成する個々の丘疹の高さが低くなり丘疹の径も小さくなる。ごくまれに、貨幣状湿疹がステロイド離脱によって痒疹に変化し痒疹が消えていくという経過を取ることがある。

貨幣状湿疹あるいはそれに類似の皮疹は改善の遅いことが多い。ある期間保湿離脱をしていてもこの皮疹の改善傾向が見られない時は、いったん皮疹部分だけ保湿離脱を中断し、亜鉛華軟膏を厳密にその部分だけに外用し皮膚をガーゼで保護すると、よくなることがある。

③ リング状（白癬様）皮疹

乳幼児にはじめて生じる皮疹としても出ることはあるが、ステロイド外用を中止するとそれまで皮疹のなかった部分に白癬（水虫のことで、皮膚真菌感染症の一つでリング状を呈す）様のリング状皮疹が多数出現する。一部では融合し、連圏状（幾つかの輪がつながった状態）皮疹となることがある。この皮疹は、リングの中央で色素沈着を起こしつつ徐々にリングは拡大する。改善に向かいはじめるとリングの拡大が止まり、リングの一部が消えて弓状となる。さらによくなると弓状が消失し、中央部の色素沈着を残して治る。この皮疹は、ゆっくりした経過で改善する。

④　ビラン性丘疹結節性皮膚症様皮疹

　厚さは8mmまでで、扁平に隆起し、四角・五角・三角柱や円柱状を呈す。多くは隣同士が隙間なく接しており、最大径3〜15mmの丘疹や結節が密集したり、直線状に配列したり、まれに孤立して存在する。表面はビラン状か湿った角質を有する。色は赤から暗赤色である。発生部位は腋窩から上腕中枢側、ソケイ部から陰部、肩である。ステロイドや保湿からの離脱の途中で生じ、治りは遅いが乾燥状態が続くとゆっくりと減高縮小する。治療はガーゼ保護である。

　ビラン性丘疹結節性皮膚症は局所麻酔剤の接触皮膚炎として報告され、閉鎖・粉・外用ステロイド・カンジダ感染症・尿・便がこの皮疹形成に寄与していると推定されている。

⑤　白色皮膚描記症

　外用剤離脱後に薄い紅斑と白色皮膚描記症が残ることがあるが、これは治るのに時間がかかる。アトピー性皮膚炎の白色皮膚描記症は、血管あるいは血管運動神経の異常であると考えられている。ステロイドは瀰漫性（広範であること）の紅斑や毛細血管拡張を起こす作用を有しており、もともと異常のあるところに追い討ち的に異常を付け加える。このため難治化アトピー性皮膚炎の白色皮膚描記症は治りにくい。

　白色皮膚描記症がアトピー性皮膚炎にしばしば生じることは、アトピー性皮膚炎の病態が表皮だけでなく真皮をも含んだ病態として捉えなければならないことを示している。皮膚神経の研究はその端緒についた。アトピー性皮膚炎の血管の異常についても研究の発展することを期待したい。

第16章　ステロイド・保湿離脱後、自宅生活上の注意

　ステロイドと保湿離脱のために入院した人は、再入院患者がいることと退院後悪化している人のいることを聞くと、自分の退院後の経過について不安を持ち、自宅での日常生活上の注意事項についての説明や療養指導を希望する。

1．退院後の皮疹悪化

　ステロイドと保湿の離脱で社会復帰できるまでに皮疹が改善すれば退院する。退院患者の約3分の2は、退院後、平均2週間で退院後悪化のピークを迎える。ほとんどの場合、離脱直後の症状より軽い。しかし、この時期を自宅で過ごすことは不安を伴う。その理由は、入院中の悪化の程度を覚えていないために、退院後の悪化の程度が自分だけでは分からないことと、医師による説明が受けられないことなどである。人によっては離脱症状を見るのが怖くて、入院中特にその初期には、鏡で自分の状態をまったく見ない人がいる。この場合は比較そのものがまったくできない。怖くてもつらくても離脱症状の皮膚はしっかり見つめ、皮疹の経過を記憶し、退院後の悪化に備えておくべきである。

　退院後悪化のピークから通常約2週間で退院時と同程度までよくなる。入院中、冷静にステロイドと保湿の離脱経過を観察していれば、この時期の改善のスピードの速いことが分かる。退院後の平均的経過からすれば、仕事を持つ人は復職までに退院後約1ヵ月の余裕を持つのが望ましい。退院2週間後に皮疹の悪化を見ない人は、3週目から復職可能である。

日常生活は入院中と同じようにしているのに悪化する人の場合、退院後の皮疹悪化の原因はまったく分からない。単なる場所の移動だけでも生じると考えざるをえない。もちろん、生活場所が変われば水も変わり、周囲の人間も気候も変わり、食物も変わる。主治医はいなくなり、看護師もいなくなる。これらの物理的、社会的、精神的変化の総体が皮膚に何らかの影響を与えて悪化するのであろう。退院後の悪化の原因として家庭のダニについてしばしば尋ねられるが、ダニは病院のベッドにも家庭と同程度の数が存在するため、この悪化はダニのせいではない。もし悪化の原因がダニに対するアレルギーであるなら、悪化後に改善しないはずである。

２．退院後の水分調節継続
（「第6章　口渇と滲出液対策」を参照のこと）

　水分制限はつらいために、退院後も続けなければならないかどうかは、患者の大きな関心事である。入院中、皮疹がある程度よくなると水分制限を緩めたくなる。しかし、緩めたために急な皮疹悪化を経験した人がいることや、再入院が必要となる悪化原因が水分摂取過多である人がいることから考えると、退院後も水分制限は必要である。
　入院中は口渇の増強などの症状変化によって血液検査を行い、水分制限の行きすぎで生じる高ナトリウム血症（血液中のナトリウム濃度が高くなり精神神経症状を起こす病態）を早期に発見し対処できる。外来通院中では適時に検査をすることはむつかしい。高度の高ナトリウム血症に進むと、ＩＣＵ（集中治療部）での治療が必要となる場合もある。従って、外来通院中には入院中以上に患者本人で水分調節を適切に行う必要がある。簡便な判断方法は、朝食のパンを牛乳などの液体で流し込まなければ食べられなくなるかどうかを調べることである。流し込む必要がある状態では制限のしすぎで、高ナトリウム血症の状態であることが多い。
　退院後の水分調節で注意すべき点は、のどが渇いても水をガブ飲みしないことと、水分摂取は定期的に、例えば１〜２時間おきに、その時点

で飲みたいと思う量より少し控えめに飲むことである。また、排尿時には必ず尿の色を見て、常に少し黄色がかっていることを確かめる。尿が黄色くならず透明であるならば、その少し前には水分摂取が多すぎたことを示し、赤に近い黄色の尿は水分制限のしすぎである。尿量が極端に少なくなっているとき（1日500mℓ以下）には明らかに水分摂取不足である。尿が濃縮されすぎている場合、水分制限を緩める必要がある。

　季節が夏から秋に変わった後も食事外基準水分量を変えずにいると、発汗減少により体内に夏より多くの水分が残ることになる。冬には鍋物を多く食べるようになると、食物で水分と塩分の摂取が多くなり、食事外基準水分量を減らしていても水分摂取過多になることがある。これらのことに注意せず水分を摂取していると水分過多となり、滲出液が出やすくなる。何らかの理由で38℃以上に発熱が起これば不感蒸泄が増え、体内から水分が減少する。脱水症状を予防するために発熱期間中は水分制限を解除しなければならない。水分調節は、摂取する水分量と排泄する水分量のバランスを常に考える必要がある。摂取する量は測りやすいが、排泄する量（尿、汗、不感蒸泄など）は測りにくいので注意が必要である。

　いつまで水分調節を続けるべきかという問題がある。皮疹が安定すればするほど水分負荷に対して皮膚は抵抗力が増加する。より安全を求めるなら一生水分については少し控えめにする。水分摂取制限に慣れれば制限は苦痛でなくなる。退院直後の悪化時や季節の変わり目やその他の悪化要因が働き皮疹が少し悪化しはじめたときには、特に水分調節に十分な注意が必要となる。

3．昼型生活を維持すること

　ヒトは暗闇で生活すると睡眠覚醒の周期は25時間である。この周期が地球の昼夜の周期である24時間になるのは、ヒトが光に当たるためである。光に当たることによって、ほとんどのヒト細胞に存在する昼夜の違いを認識する生物時計（せいぶつどけい）（生物の細胞がいろいろの方法で時刻を知る能力）

は正常に働くようになる。照明のなかった頃は、ヒトは日の出とともに起き、日の入りとともに眠りについていた。照明装置ができてからは、ヒトは夜も活動するようになり、生物時計と異なる周期で生活するようになっており、健康的生活からずれている。

　アトピー性皮膚炎患者は痒みのために夜に眠れなくなる。夜に起きる夜型生活をするようになると家庭内に種々の問題を起こす。日中、患者が眠ると同居者は物音を立てないように気を配る必要がある。昼に誰かが眠っていると、家の中がどうしても暗くなる。夜間、家族が眠っている時に患者が物音を立てると家族に不眠も生じる。夜間に規則正しく食事を用意することは家族にとって至難の業である。このように、患者が夜型生活をするようになると、本人にも家族にも多くの負担、ストレスを与えることになり、家庭の中は陰気な雰囲気がただよい、どうしても家族関係が破綻の淵に落とされそうになる。家族員は患者に話がしにくくなり、患者に自分で体を動かすことを促すことができず、皮疹改善を遅らせることになる。

　夜間眠れるようにする工夫には、以下のものがある。騒音に対しては耳栓、顔の滲出液に対しては夜間に水分を取らないことと頭部の挙上、昼の運動の疲れで夜に眠りやすくすること、睡眠薬や止痒剤の上手な使用（睡眠導入剤と長時間持続型の睡眠薬と眠気の出る止痒剤の眠気の最大効果時間をうまく利用するなど。第14章「5．睡眠薬」参照）、朝に強い光に30分ほど当たって目を覚ますことなどである。日中、患者が横臥しないように励ましが必要であるが、家族からは難しく、第三者は得にくいため、昼夜逆転を治すための入院も考慮すべきである。

　アトピー性皮膚炎患者は痒みで睡眠時間が後ろにずれるが、午前5時頃には眠り正午過ぎには起きる。これ以上の睡眠時間のずれは起こらない。午前5時頃から自分が作るステロイドホルモンが増加し、何とか痒みの抑制が起こり眠れるようになるのであろう。このような方法で必要最小限の睡眠を確保しているのであろうが、昼夜が逆転している人は皮疹の改善が遅いように見受けられる。このずれを戻すように努力することは、多くの点で皮疹改善につながる。

4．規則的な食事摂取

　規則的な食事摂取は人体にとって普通の状態である。ある一定の間隔で食事を摂ることは生体全体の正常な機能にとって有益である。例えば、血糖が上がればインスリン（血糖値を調節するホルモン）が分泌される。表皮細胞はインスリン依存性の細胞であり、このインスリン分泌が定期的に起こることが表皮細胞にとっては好都合である。長時間食事をしないあるいは頻回に食事をするなどしてインスリンの分泌を不規則にすると、表皮細胞は正常な機能を続けるのに大変な努力が必要になるであろう。1日3回の食事を決まった時間に必要な質と量を摂ることは皮膚疾患を治療するにあたっても必要なことである。

　1日の食事摂取量を同じにして、その量を2回で食べるか3回で食べるかでは、2回のほうが肥満になりやすい。2回に分けて食べる1回あたりの食事量は、3回に分けて食べる場合の約1.5倍の食事量があり、余分のアミノ酸、糖、脂肪は種々の生化学的代謝過程（生体内の化学分子が合成や分解を受ける過程）を経て結局脂肪の形で蓄えられる。肥満になることは、皮膚の増殖を要求することであり、新たに皮膚へのストレスとなる。

5．飲酒やコーヒーはいいか？

　退院後に酒やビールを飲んでもいいか、コーヒーはどうかと、退院直前にしばしば質問が出る。酒やビールに含まれるアルコールやコーヒーに含まれるカフェインは、肥満細胞（ヒスタミンなどを分泌する細胞）からヒスタミン（肥満細胞から出される痒みを起こす主要な物質）を放出しやすくし、痒みを起こしやすくする。この点からいえばよくない。しかし、嗜好品はその人の気持ちをリラックスさせ、これにより痒みの閾値（境界

の値)を上げ、痒みを感じにくくする。痒みを起こしやすくする働きと痒みを感じにくくさせる働きの差し引きで、痒みが増えるか減るかが決まる。これは人によってどちらになるか前もっては不明である。アルコールやコーヒーを飲みたい人は自分で試し、痒みがでるかどうかを判断すればよい。もちろん、飲みすぎて水分が増えることはよくない。

　水分制限との関連ではアルコール濃度に注意を向ける必要がある。最も低濃度はビールである。ビールの場合、酔うためには最も多くの水分を取ることになる。一番水分が少なくなるのはウイスキー、ブランデー、焼酎をストレートで飲む場合である。どうしてもビールを飲んで酔いたければ濃度の濃いアルコール類をビールで割って飲めばよい（著者の個人的好みであるが、ブランデーや焼酎のビール割りは意外といけるものである）。

6．復職時の勤務時間の制限

　患者が復職する場合、普通、初めの1週間は半日勤務、次の3週間は8時間勤務とし、その翌月からは様子を見ながら超過勤務も徐々に増やしてもよいと説明している。患者の勤務内容によりさらに勤務制限をつけることが望ましいこともある。看護職員、消防隊員など、交替勤務の職場で夜勤をしなければならない人の場合が典型例である。夜勤に戻るときには、皮疹の悪化の確率が高い。復職時の勤務時間の制限がなくなって1ヵ月程度経過した後から、準夜勤務を、さらに1～2ヵ月悪化のないことを見た上で深夜勤務に入るのが安全である。

7．労働時間による食事時間の調節困難

　近頃、いろいろな職業で時間的に不規則な労働が広がっている。特にコンピューターソフト関連の会社に多く見られる。驚くほどの不規則さを伴う長時間労働が増加している。朝7時から夜11時まで毎日働く、

そしてそれが何年も続くというようなものまである。労働時間の不規則さは不可避的に食事時間の不規則さを生む。これも皮疹改善遅延、皮疹悪化要因となる。

　厳しい経済事情にあって中小企業は大変であるのは分かるが、どう考えても非人間的労働環境である。ステロイドや保湿の離脱を行って退院しても、このような労働環境では早晩皮疹の再発は不可避である。労働環境を改善させることは脱ステロイドの成績を上げる一つの重要な要素になりつつある。労働条件や社会保障に関連する改善が不可欠である。

8．いつまでも保湿をしてはいけないのか？

　ステロイドや保湿の離脱入院が終わり日常生活に戻った後に、皮疹の悪化や季節の変化により皮膚がカサカサする時が来る。このような時にはワセリンなどで保湿したくなる。女性の場合は、いろいろな理由で保湿の一種である化粧がしたくなる。しかし、できるだけ保湿は、従って化粧もしないようにするほうがよい（「第3章　脱ステロイド　2．脱ステロイドの完了時期をいつ実感しうるか」と、「第4章　脱保湿　7．脱保湿の方法　(4)脱保湿の完了」を参照されたい）。人によっては保湿をしても問題が起こらないこともあるが、基本的には生涯保湿をしないで生活するほどの気持ちを持つほうがより安全である。

　女性の場合、どうしても化粧しなければならないときがある。本人や友人の結婚式には化粧せざるをえない。このような場合には、式がはじまる直前に化粧をし、式が終ればただちに化粧を落とすようにする。そして、2～3日皮膚が赤くならないかどうかを観察する。これで何も起こらなければ何ヵ月か後に再度化粧に挑戦する。これを繰り返して大丈夫かどうかを確認しながら化粧回数を慎重に増やす。決して初めから連日の化粧はしないようにする。

9．温泉

　日本人は温泉に入るのが好きである。温泉に長時間浸かるのは明らかに保湿である。この保湿に耐えられなければ悪化しうる。しかし、皮膚が改善すれば保湿に対しても抵抗力がつく。温泉に浸かる場合、皮膚がふやけず、痒みが起こらず、掻破によって悪化しない時間を経験的に知る必要がある。その限界内であるなら温泉を楽しむことができる。

第17章 アトピー性皮膚炎は「皮膚の適応性増殖調節不全症候群」？

1. 皮膚の適応性増殖調節不全症候群

　アトピー性皮膚炎は一つの病気でありながら、皮疹の分布や形態が患者の成長過程で異なる。個々の皮疹を病気の本質として捉えることはできないが、多くの患者で皮疹とその存在部位の変化は一定の傾向を示す。まず、生後数ヵ月以内から2歳ごろまでの皮疹は、頭と胸に湿った皮疹が出現する。2歳から10歳までの皮疹は関節伸側に湿った皮疹として出現し、徐々に屈側に移り乾燥した皮疹に変化する。思春期には乾燥皮疹が関節屈側に出現する。大人になれば皮疹はほとんど出なくなる。この成長の時期的変化は人の身長成長曲線に一致する。生後2年までは急速な成長速度の低下の起こっている時期で、2歳から10歳ごろに速度は若干遅くなるが一定の速度で減少しつつあり、思春期になり一時的に成長が早くなり思春期がすぎると成長が止まる。乳児期には顔の表面積が体幹に比べて急速に増加するのでより速い増殖が必要となる。このため増殖の調節がうまくいかず、滲出液が出やすくなり皮疹発生となる。
　このような観察からは、アトピー性皮膚炎は「皮膚の適応性増殖調節不全症候群（皮膚の細胞が環境に順応するために増殖する時、十分に適応できない細胞を作り、皮膚の微細構造を適正に保たせる能力が低くなっている病態を持つ一群の疾患）」と定義すると諸症状が説明しやすい。環境変化に適応し増殖すべき細胞がうまく機能せず、皮膚の恒常性調節障害が起こり、滲出液が漏れ、痒みを生み、掻破し、皮膚炎が発症するという考えである。何に対するどのような適応かと言えば、例えば身体の成長に対応して皮膚の面積を広げ有棘層を増すこと、乾燥や湿潤気候への変化に適応した皮膚に作り変えることなどである。適応すべき内容により反応

する遺伝子は違い、その数だけ症候群の細分化ができるであろう。フィラグリン遺伝子異常は、解明されている皮膚防御機構の欠陥の一つである。フィラグリンの異常により、細胞間接着因子が十分に働かず、細胞間から滲出液を漏らし、滲出液中の蛋白分解酵素が皮膚を傷め炎症を起こす。また、フィラグリンが異常であるため天然保湿因子が十分にできず、皮膚を乾燥させて痒みを起こし、掻破によって皮膚を傷めることになる。しかし、フィラグリンの異常で説明できるのは日本人患者の５分の１程度である。肘窩膝窩などの関節部の皮疹は、関節部分の複雑な動きと汗のために皮膚の修復機構が十分に働かず、悪化するのではないかと考える。表皮細胞の増殖調節がうまくいかない結果の一つが表皮細胞の異常な増殖である苔癬化皮疹の形成である。

２．自然治癒の原理

本疾患が自然治癒することを考えれば適応不全は不完全型であり、従って時間をかければ適応可能となるのであろう。

乳幼児期には皮膚面積の拡大が急速であるために、皮膚の調節や防御機構が十分に対応できず皮膚炎を起こす結果となる。しかし、２歳までに成長のスピードが急速に低下する。皮膚の調節や防御機構の構築に時間的余裕が生まれることになり、滲出液の漏出が起こらなくなり、必然的に皮膚炎が収束することになる。２歳頃までにかなりの数の乳児湿疹の自然消失する原因をこのように考えている。他の年齢層でも、その年齢層に特徴的な皮膚の調節防御機構の不完全さがあり、年齢とともに解決されていく。

自然治癒に貢献する原因として考えられるほかのものは、遺伝子一つひとつの機能としては不十分であっても、皮膚全体の調整機能の上達により皮疹発生や継続を押さえるように働くと考えられる。さらに、年齢が進むにつれて自制心が生まれ、掻破によって皮疹が悪化することを覚えると、それを自制する気持ちの出現も自然治癒に働くであろう。

第18章　精神神経的問題

1．アトピー性皮膚炎患者の精神的不安定性

　アトピー性皮膚炎（AD）患者は精神的に不安定な人が多いと言われている。原因は三つ考えられる。第一は、AD に罹患する人は精神的に不安定となる体質も有する。その亜型として、皮疹悪化時のみ不安定性が出現する。第二は、社会心理的な原因である。AD の皮疹があることによる劣等感や嫌がらせなどの原因で気持ちが落ち込むあるいは激しく反応する。第三は、ステロイド外用剤が、作用機構は不明だが、直接間接に脳幹やその他の中枢などに作用して精神的不安定性をもたらす、というものである。

　皮疹がよくなると、あるいは皮疹が悪くても同病者同士でいると、多くの患者の精神的不安定性がなくなることが多い。このことは、アトピー性皮膚炎患者の精神的問題が、主要には社会心理的要因で生じていると考えられる。しかし、第一の亜型の可能性、社会心理的要因なしに皮疹があれば体質的に不安定になりやすいという可能性は否定できない。第三については本章の「7．脱ステロイド・脱保湿時の皮膚悪化と脳幹との関連」を参照されたい。

2．精神と皮膚悪化とのつながり

　個々の患者で精神と皮膚悪化のつながりがどのようになっているかは、面談によって明らかになる。まず、精神機能が直接に（一次的に）皮疹の悪化につながっているか、何らかの身体的異常を生じさせることによって二次的に皮疹悪化につながっているかを区別すべきである。例

えば、新しい仕事をはじめてまったく知らない人々の間に入る、学校でクラス替えがあり新しい同級生が来るなどの不安によって食欲がなくなり、低アルブミン血症を起こし増悪するようなものは二次的な場合である。不安そのものが痒みを起こさせるあるいは掻破の閾値を下げて掻かせるような場合は一次的である。前者の場合は食事をうまく摂らせる工夫でかなりよくなりうる。新しく仕事に就く場合には仕事内容をよく理解した上で仕事をはじめるような工夫や、徐々に仕事に慣れさせるなどの工夫もよい。より難しいのは一次的な場合で、ただただ不安となり、不安そのものが直接作用して激しく掻破する場合である。このような場合には本人が安心できるようにすることを試行錯誤的に繰り返すしかない。脱ステロイド中の皮疹については、離脱後の皮膚が改善に向かっていることを繰り返し説明することである。

3．いろいろな精神的ストレス

　皮膚を悪化させる精神的問題にはいろいろなものがある。仕事上のストレスには、次々と職場移動させられて新しいことを覚えなければならないこと、長時間労働、夜勤などがある。友人関係では、恋人とうまくいかないこと、皮疹悪化時には友人に会いたくないこと、皮疹がひどくなって友人が離れて行ったことなどである。何回か経験したことであるが、恋人との関係がまずくなりはじめ、なかなか症状改善の見られない人が、ある日の受診時に急に皮疹のよくなっていることがあった。聞いてみると、うまくいっていなかった恋人と別れたとのことである。このようなことを打ち明けられる明るい性格の人という条件はあるだろうが、気持ちが整理でき、ストレスがなくなると皮疹はよくなることを示している。親子関係では、親がアトピーの子どもにステロイドを使ってしまったという自責の念もあり、子どもを溺愛し、必要な注意叱責をしないため、子どもが社会生活や友人関係ができなくなり、種々の問題を起こすこともある。親は、子どもが青年になっても一個の人格として認

めず、いつまでも子どもとして扱うため、子どもは自由に生活できず、常に抑圧された状態となり、不満が鬱積することなどである。その他に嫁と舅姑の関係の中で、夫が妻（嫁）の援助をしないことにより、妻（嫁）の皮疹が悪化することもある。入院した場合には、気の合わない患者の存在もこれに入る（「第24章　アトピー性皮膚炎悪化あるいは改善遅延要因のチェックリスト」を参照）。

4．離脱失敗に陥りやすい患者や家族の性格

　ステロイド離脱失敗に陥りやすい患者や家族の性格がある。以下にその性格を述べる。

　こだわり型：一つのことが頭の中に入ると、そのこと以外が見えなくなり、他のことを受け入れようとも理解しようともしないタイプである。

　短気：ステロイドや保湿離脱は何ヵ月もかかる。特にある程度皮疹がよくなってくると、そこからの改善がゆっくりとなるため待ちきれなくなり、何か新しいものを求めたり、ステロイドに戻っていくことになる（ステロイドや保湿離脱入院では、離脱1ヵ月前後から改善速度が低下するために短気の問題が生じやすい）。

　ぐうたら型：脱ステロイド治療は、日常生活をきちんと整えていくことが必要である。日ごろこのような訓練を受けていない人（男性に多い）は、この治療方法に馴染まず、つい自分勝手なことをはじめ、治療に有害なことを行ってしまう。皮疹の悪化が自分のぐうたら生活であることを認めたくないため、脱ステロイドがよくないと評価してしまうことになる。

　不安が強く出る型：不安が強く出ると、どのような説明や説得に対しても不安がつきまとい、継続して同じ治療が受けられないということになる。また、不安そのものが何らかの作用を持ち、皮疹を悪化させているのではないかと思わせるようなこともある。

　また、患者ではなく親に問題のある場合がある。育児不安のある若い

母親によく見られる。

　論理的判断が感情に負ける型：感情が強く出て論理的思考ができなくなる。患者ではないが特に子どもに対して悪いことをしたと思っている親がこのタイプに入りやすい。可哀想という感情が出るため、しんどいステロイドや保湿離脱を見ていると、ついもっと楽な治療方法がないものかとほかの治療法を探す。多くの人は民間療法を行いはじめる。脱ステロイド・脱保湿療法中の場合、世間で言われ行われている治療方法のほとんどは保湿を含み皮疹の悪化を招くものであるため、さらに悪い状態へ向かわせることになる。

　なお、患者の性格の問題ではないが、ステロイドや保湿離脱に期限を設けると、焦りが生まれるため、上記の性格が強く出て失敗することがある。例えば仕事復帰・就学・受験・結婚式の期限である。

5．難治化アトピー性皮膚炎の増加と精神心理問題

　最近の難治化アトピー性皮膚炎増加の理由として「現代社会を背景とする心理・社会的要因が最も大きく関与している」という考え方がある。社会心理的要因によって悪化する症例は存在するが、その頻度は多いとは思えない。アトピー性皮膚炎の標準治療がステロイド外用に偏っている現状では、精神心理的問題を抱えている患者は精神心理的側面をも考えてくれる医師へ集中的に受診する。この偏りがあるため、社会心理的要因が難治化アトピー性皮膚炎の増加へ大きく寄与していると評価することになる。心理的側面をも考えてくれる数少ない医師への受診偏在と難治化アトピー性皮膚炎の増加とを結びつける場合、慎重な考察が必要である。

6．患者は精神の内面を表出すべき

　以前勤務していた病院で、精神的落ち込みのある患者の精神状態改善のために精神科受診を勧めたことが何度かあった。何人かが数回受診した後で、精神科医師は、「難治化アトピー性皮膚炎患者に精神疾患はほとんどない。皮膚を治せば精神状態はよくなる」と言った。アトピー性皮膚炎患者に精神や心理面に問題があっても、ただちに心療内科や精神科への受診は適切でないということである。多くの患者は、自分の皮疹がよくなれば精神的に健康になれることを経験で知っている。ステロイド依存になるのは、精神的安定を求めるために皮疹を一時的にでもよくしようとする要素も大きい。

　精神状態をよくするためには、精神の問題を医療者に話すだけではなく、皮膚症状などについても詳しく話し、皮疹改善の方策発見の手がかりをも伝える必要があるということである。すなわち身体については、皮疹の経過、ステロイド使用歴、増悪因子（「第24章　アトピー性皮膚炎悪化あるいは改善遅延因子のチェックリスト」参照）、今後の治療にあたっての本人の意気込み、仕事の内容、受診のために休みを取れるかどうか、家族の応援体制、独身かどうか、日常生活の仕方（食事、洗濯、入浴）などである。精神的ストレスについては次の内容である。家族関係（父の無関心、嫁姑の関係、親の過干渉など）、友人関係、恋人関係、仕事仲間関係などである。これらを話した上で内面の話を医療者に行うべきである。

　S皮膚科開業医は「心身医学的な診察とは、患者の抱える身体症状以外の問題に関しても患者自身による解決を援助していくこと」としている。この援助という医療供給側の姿勢を患者は期待している。このことを医療者は肝に銘じて患者の話を聞くべきである。

7．脱ステロイド・脱保湿時の皮膚悪化と脳幹との関連

　ステロイドや保湿離脱中の皮膚悪化時には種々の内分泌代謝系の異常

が生じる。その発症機構を考えると視床下部下垂体レベルの脳幹との関連がある。成長障害、メンス（生理）の中断、高ナトリウム血症を伴う抗利尿ホルモン分泌増加、発汗異常、妊娠なしの乳汁分泌などである。

　成長障害は古くから知られている。

　ステロイドや保湿離脱中、メンス（生理）が生じないことはしばしば見られる。

　水と電解質代謝への働きはグルココルチコイドにもある。皮膚における驚くほど高濃度で高力価のステロイドがミネラルコルチコイド受容体にどのような作用があるかはほとんど研究されていない。発症機構は不明であるが、抗利尿ホルモン分泌異常は外用ステロイドが脳幹へ作用することを示唆する重要な所見である。ある患者に次のようなことがあった。ステロイドが入っていないと言われていたが、実際には入っていた外用剤を1日2回、2年間全身に塗り続けた。よくならないためにステロイドと保湿離脱をした。皮疹の悪い時も、皮疹がよくなりLDHや好酸球数などの検査値も正常に戻った時も、抗利尿ホルモンのみ正常の10倍を超える値である40ng／mℓ程度を維持していた。

　発汗については次のようなことがあった。ある症例では、ステロイドと保湿離脱初期に、ピロカルピンテスト（ピロカルピンを皮内注射すると、1〜2分以内に注射周囲に発汗が起こる現象を調べるテスト）では発汗があるにもかかわらず、運動で発汗が生じなかった。皮疹がよくなると運動で発汗が生じた。別の症例では、脱ステロイド初期に発汗部位の日内変動が起こった。午前には体幹の右半分だけであったのに、正午に近づくにつれて全体に発汗が生じ、午後になると左側のみに発汗が生じた。また、別の患者では、掻破した部分のみの発汗が生じた、などである。

　ステロイドと保湿離脱の途中で非常に高値のプロラクチン（乳汁分泌ホルモン）分泌と乳汁分泌があり、皮疹改善とともにプロラクチン値は正常化し、乳汁分泌もなくなった例がいくつかある。プロラクチンも下垂体から分泌されるホルモンであり、ステロイドや保湿離脱中の皮疹悪化により下垂体が何らかの影響を受けていることが推測される。

　外用剤だから安全と考えずに、強い作用のある外用剤は、皮膚以外の

臓器への作用も慎重に検討される必要のあることを示している。脳幹に対する作用を述べたが、その他の脳には影響がないとは思いにくい。感情面への作用もあるような気がする。

第19章 脱ステロイドと全身状態との関係

1. 脱ステロイドを断念すべき状態

(1) 心不全

　褥瘡(床ずれ)において皮膚科的外用処置を種々行って治療しても、全身状態がよくならなければ、褥瘡が治癒の方向へ進まないことはよく知られている。全身状態が悪い具体的な内容は、低蛋白血症、低アルブミン血症、末梢循環不全、低酸素血症などである。これと同じことが心不全(心臓の機能が低下して血液が全身に十分送れない状態)のある難治化アトピー性皮膚炎患者にも言える。関節に痒疹が多発する患者に脱ステロイドを勧めたとき、その患者に心不全のあることを知らなかった。ステロイド外用を中止して部分的に皮疹の改善を見た後、肘窩膝膕の湿った苔癬化が数ヵ月経ってもよくならなかった。ごく少量の水分増加やナトリウム摂取増加でただちに下肢の浮腫、心拍数の増加、下腿の暗赤色化が見られ、そのたびに肘窩膝膕も悪化した。このように治療に行き詰っていたときに心不全の存在を知った。この経過を振り返り、心不全患者では皮疹の改善を期待できないと判断した。そこで、その患者には、心不全の存在のため、脱ステロイドを説明した時点の皮膚の状態よりさらに改善を望むことが難しいと考えるので、不眠・痒み・外見について改善を得るためにはステロイド外用剤の再開以外に方法のないこと(ステロイド内服はナトリウム貯留のために不可能)を説明した。患者は納得され、ステロイド外用を再開した。数年後に亡くなられるまでは皮疹についての大きな問題は生じなかった。後日、その患者が「ステロイド外用を勧めてもらってよかった」と言っておられたとの情報が別の患者を通じて私の方へ届いた。

心不全患者で皮膚がよくならない理由は、皮膚局所における酸素濃度が低く、正常な代謝を行うことができないことと皮膚の浮腫が主要な理由であろう。心不全の程度によっては、酸素濃度の低下の程度や正常な代謝ができない程度に違いがあり、心不全でも脱ステロイドに取り組める人もいるであろうが、この場合は循環器内科との連携が必要である。

(2) 腎不全

腎不全（腎臓で血液の老廃物などを十分に排泄できず、それらが血液中に溜まる病気）を合併したアトピー性皮膚炎患者を経験したことはない。皮脂欠乏性湿疹に対して下腿に長期にわたってステロイド外用を続けていたある患者が、腎不全の状態に入り込みつつあった。この状態でステロイド離脱に入った。いつまでも皮疹はよくならず、径2cm大の痂皮形成が再発し、下肢浮腫もなかなか治らなかった。年齢も70歳を過ぎており、ステロイド離脱不可能と判断し、ステロイド外用を再開した。透析をはじめると皮疹はさらによくなっていった。腎不全のコントロール状態がよい限り皮疹は安定している。

この患者の場合、腎不全の進行にステロイド離脱のストレスが何らかの影響を与えていた可能性は否定できない。そう考える理由は、下肢の慢性蜂窩織炎患者の治療に成功すると、腎不全が改善した症例の経験があるからである。腎機能が悪化しはじめている患者でのステロイドや保湿離脱の実施は要注意である。またステロイドや保湿離脱中の皮疹部での表在性感染症やその他のストレスに注意する必要がある。

(3) その他の臓器不全

これまで肝不全や呼吸不全を合併した難治化アトピー性皮膚炎患者を経験したことはないが、例えば重症の肝硬変患者はそのうちに出現するであろう。この場合もおそらく低アルブミン血症となり、治療困難な可能性がある。

喘息をこの範疇に入れるべきと考えるが、喘息に対するステロイド吸入治療については別に述べた（「第26章　脱ステロイド運動」「5. 他疾患で

のステロイド使用」)。今後この問題についての慎重な検討が必要であろう。

(4) 視床下部・下垂体・副腎系の不全

　ステロイド長期内服症例では視床下部・下垂体・副腎系の不全が生じる。この不全が生じた場合にもステロイド外用は不可欠になるであろう。

　外用ステロイドによって、皮膚のみでステロイドホルモン機能不全（視床下部・下垂体・副腎系ホルモンの機能の不全）が不可逆的に起こり、脱ステロイドが不可能になる症例が今後多く出現するのではないかという危惧を抱いている（「第2章　1.　(2)　外用ステロイド離脱症状とその機構」参照）。高齢の難治化アトピー性皮膚炎患者が出現してきているからである（意外とまだ少ないが、何か理由があるのかもしれない）。皮膚の「ステロイドホルモン機能不全」状態に陥りかけているが、まだ戻りうる高齢難治化アトピー性皮膚炎患者に、皮膚の炎症を抑えることのできる唯一の効果ある薬物だと説明し、外用を続けさせ、脱ステロイドの機会を失わせることになれば一体どうなるのであろうか。心配である。

2.　合併症への治療が脱ステロイド治療を促進する

　難治化アトピー性皮膚炎患者はいろいろな合併症を有している。合併症を治療するとステロイドや保湿離脱に好影響を与える。この合併症とその治療を述べる。

(1) 生理不順

　若い女性が入院しステロイドと保湿離脱をした。初めの強い離脱症状が終わったあと、約3ヵ月間、皮疹の改善とメンス（生理）が見られなかった。このため、いったん退院となった。外来通院中、この患者が生理不順の治療を行った。生理が出現するようになると劇的に皮疹の改善が見られた。従って、生理不順は皮疹の改善抑制因子と考えられる。3回連続で生理がなければ妊娠のないことを確かめた上で、婦人科を受診

し、治療について相談することが必要である。このとき使用するホルモンは皮膚科で用いる外用ステロイドと同質のホルモンではなく、依存性発生の可能性はないので心配する必要はない。

(2) 鉄欠乏性貧血

　女性では鉄欠乏性貧血が多い。貧血があると皮膚への酸素供給が低下し、正常な代謝が損なわれる。この結果、心不全の軽症と同じ状態となる。貧血のある場合は、必ず、血清鉄とUIBC（不飽和鉄結合能）を測定し、鉄欠乏であることを確かめて鉄剤を投与する。吸収の悪い可能性や胃十二指腸潰瘍があれば、鉄剤の静脈注射を行う。1日1回5％ブドウ糖20mlに混ぜて5分ぐらいでゆっくりと注射する。時に頭痛や血管痛が起こるが、注入速度を遅らせば解決する。

3．脱ステロイド中に症状を悪化させる状態

　脱ステロイド中にいろいろな病気にかかり、皮疹が一時的に悪化することがある。この病気や状態について知っておくと、脱ステロイド中の皮疹の経過が分かり、少しでも不安が減少する（この詳しい内容については「第24章　アトピー性皮膚炎悪化あるいは改善遅延のチェックリスト」を参照のこと）。

(1) 感冒

　一般人が最もかかりやすい病気は感冒である。アトピー性皮膚炎患者も同じで、しばしば同症に罹患する。感冒にかかると9割の人は皮疹が悪化する。1割の患者では改善が見られる。この1割は、高熱や倦怠で動けなくなり、掻破する元気もなくなってしまった場合と、まれに痒みが生じないために皮疹が改善する場合である。ウイルス感染によって瘙痒を抑えるサイトカインか何かが出るのかもしれない。脱ステロイドの経過中に皮疹が悪化した場合は、まず風邪に罹患していないかどうかを

(2) 生理（メンス）と排卵

　女性の生理周期に一致した皮疹悪化がしばしば見られる。自分で気づいている人もいるが、尋ねられて、周期的に増悪のあることに気づく人もいる。排卵時にも増悪の見られる人もいるので、生理と生理の中間に悪化のあることを尋ねることも必要である。脱ステロイドの安定期に入ると改善がゆっくりとなり、生理が原因の悪化を知らずに周期的な悪化が来ると、治らないのではないかという不安や危惧を抱くことが多い。生理や排卵時には身体のホルモン調節が一時的に変り、代謝を短期間狂わせる。皮疹がよくなればよくなるほど生理による皮疹の悪化は軽減する。

4．脱ステロイド中に患者を不安にする状態

(1) 体温上昇

　ステロイドや保湿離脱初期には、しばしば湿った紅皮症状態となり、体温調節機構に変調を来たす。紅皮症状態では37.5℃までは平熱と考える方がよい。37.5℃を超えなくても、寒気がして体が震えることもあるが、心配する必要はない。離脱初期の湿った紅皮症状態では布団の中に入って保温をしてもいい。長くても1週間程度であるからである。皮疹がよくなり、発赤が消失する頃には、震えは起こらなくなる。

(2) アミロイド苔癬（たいせん）

　まれではあるがよく掻破する部位に直径5mmまでの黒褐色小丘疹が多発し、見た目が悪くなる。アミロイド苔癬や斑状アミロイドーシスという皮膚のみの疾患と考えていい。治るには相当長期間その部分を掻破しないことが必要である。基本的な単位は年である。根本的対策は明らかになっていない。

第20章　民間療法の評価

1．プラセボ効果とホーソン効果は否定できない

　人は薬でないものでも薬だと思って飲むと、症状の改善することがある。これがプラセボ効果である。ある治療をすると決まると、患者はその治療以外のいろいろな方面や方法で病気を治そうと努力する。この努力による効果をホーソン効果と言う。この二つの効果はもちろん大きくはないが、この効果で症状がよくなればそれはそれでよいことである。高額の出費がなく悪化が考えられない民間療法は、上記の二つの効果が期待できるならば否定されるべきものではない。この二つの効果を伴うことによってステロイドや保湿剤からの離脱が可能となるのであれば、民間療法は一律に否定されなくてもよい。「ステロイドを続けなければ治らない」と十年一日のごとく言い続け、ステロイド依存性皮膚症にさらに深く入り込ませる治療よりはるかにましである。

2．サプリメント

　日本では、何十年も前から、ビタミンが疲労回復などに効くという宣伝がマスメディアで流されているが、まったく科学的根拠のないものである。最近、マスメディアで宣伝されている種々のサプリメントについては三つの視点から批判されるべきである。まず第一は、普通の食事をしている人にとってサプリメントは余分なものである。余分なものは役に立たずに代謝されたり排泄されたりするだけであり、無駄である。バランスよく普通の食事をしている人にとってサプリメントの効果はない。第二は、何種類かのサプリメントを摂れば、食事で摂っているすべ

ての栄養素を補うことができると思って、基本的な規則正しい食生活をしないようになっていることである。栄養学的に正しい食事を規則正しく食べることが食事の基本である。第三に、サプリメントとして販売されているものは薬のように見えるが、法律で決められた薬物ではないため、製品の安全性について厳しい管理がなされていない。だから、どのような不純物がどの程度入っているかは不明である。何が入っているかが分からなければ、どのような副作用が起こるかもまったく分からない。また、生じるであろう副作用についても継続的に調査する義務がないため、発生した副作用が追跡されず放置されてしまうことになる（ちなみに、医療費抑制に躍起になっている政府が宣伝するジェネリック医薬品についても、その副作用調査に同じような調査困難性があり危険である）。主成分については、その作用や副作用について薬理学的にある程度の予想はつくが、不純物については、その含有量や危険性がまったく分からず、非常に危険である。アトピー性皮膚炎患者がサプリメントにだまされないよう期待する。

　サプリメントの販売拡大のための宣伝機構がある。サプリメントは宣伝されるべきものではない。非科学的なものに「科学的」であるかのようなお墨付きを与える御用学者や、非科学的な内容でも宣伝収入を得るために宣伝させるマスメディアの責任は大きい。一般の人がこのような問題を見抜くような教育がなされていないことについても問題がある。最大の問題は、バランスの取れた規則正しい食生活をすればサプリメントは不要であることを政府が宣伝せず、非科学的内容に基づく営利追求企業の活動を政府が放任していることである。

第21章　アトピービジネス批判

1．何が批判されるべきか

　アトピービジネス（アトピー性皮膚炎を食い物にしてえげつなく金を儲ける商売）で批判されるべきは、高額であることと効果がほとんどないにもかかわらず、非常に効果があるような宣伝をすることである（「第20章　民間療法の評価」参照）。アトピービジネスは、患者の弱みにつけ込んで、効きもしないものを高額であればあるほど、よりよく効くかのごとくに思わせ、月に何十万、時には何百万円ものお金を患者や家族に負担させる。アトピービジネスでは、金が儲かりさえすれば患者を食い物にしてもいいというまったくの儲け主義が最大限に発揮されている。この点が最も厳しく批判されなければならない。アトピービジネスには問題があるにせよ、ステロイドからの離脱を勧めている場合には、この点についてのみ、ステロイドを塗りつづけることを勧める日本皮膚科学会よりアトピービジネスの方がましである。

　科学的に判断しうる材料がないものや効かないと分かっているものを、効く効くと社会に宣伝することも問題である。この宣伝には多くのマスメディアが加担している。掲載料や放映料が重要なマスメディアの収入になっており、これなしには経営が成り立たない。金を出してくれる企業には紙面や放送時間を提供する。そして、その企業の悪口は極力メディアに載せないことになる。最近のマスメディアには国家からだけでなく企業からも言論統制がかなり入り込み、ますます信用できなくなってきている。2009年のFurue論文を見れば、ステロイドを効く効くと宣伝することも嘘であることが分かる。

　アトピービジネス宣伝紙面には、しばしば「科学者」と称される人々が名を載せている。一般的に、現代における科学者の倫理は、金儲けと

の関係でも論じられなければならない。科学者個人が収入を得る場合であっても、特定の企業に金を儲けさせる場合であっても、同じ観点で批判しうる。科学的真理を偽りあるいは隠蔽することによって収益を得る、あるいは企業に儲けさせる科学者は、厳しく批判されなければならない。なおついでながら、研究活動が巨大化するにつれて企業との共同研究が進み、この過程で非倫理的科学者は増えていくであろう。この傾向を増強させないために、意識ある科学者や一般人は厳しい監視の目を光らす必要がある。

２．脱ステロイドがアトピービジネスを興隆させたか？

　アトピービジネスに患者が騙されるのは「一部の脱ステロイド論者がステロイドの危険を根拠なく吹聴したからである」と日本皮膚科学会の主流派は主張する。しかし、彼らが隠している事実がある。平成12（2000）年に「第51回日本皮膚科学会中部支部学術大会」を兵庫医科大学皮膚科学教室が担当したとき、「アトピー性皮膚炎フォーラム―情報をめぐって医師と患者とメディアの対話―」が開催された。ステロイド推進派の学会主流派の1人、T教授もオーガナイザーとして参加した。そのフォーラムでは、主流派の意見とは逆の見解、「アトピービジネスが出てきたのは医師が十分に患者に説明をしないことと、ステロイド外用一本やりの治療でアトピー性皮膚炎が治らなくなったためである」と結論づけられた。また、ステロイドでよくならない人々の治療として、ステロイド中止によって症状が消えた人のいること、脱ステロイド療法がまだそれほど大きな流れではないが、皮膚科医の中で一つの確固とした治療として出現していることも明らかになった。日本皮膚科学会という大きな学会の場であっても、一般市民の参加する討論の場ではこのような結論が出る。上記オーガナイザー自身、このフォーラムの最後に、マイクに向かってぼそっと「地域が違えば異なった状況にあるのだな」旨の発言を行って、フォーラムでの結論を渋々ながらも承認したのであ

る。アトピービジネスを興隆させた真の原因の一つは、日本皮膚科学会主流派が責任を負うべきステロイド一本やりの治療方針なのである。

　脱ステロイドは本当に根拠のないものであろうか。日本皮膚科学会主流派の人々は一度正確な調査をしてみればいい。ステロイドで悪化したアトピー性皮膚炎患者のどれほど多くが、脱ステロイドによって治療なしの安楽な生活ができるようになったかを。アトピービジネスが売る怪しげなものにアトピー性皮膚炎に対する効果があるのではない。効果があるのは、アトピービジネスが意識的無意識的に説くステロイド離脱である。ここにアトピービジネス興隆のすべての秘密が潜んでいる。雨後のたけのこのように出てくるアトピービジネス商品は、ステロイド離脱を伴わない場合には消えてゆく。なぜなら、効かないから患者はすぐ気づくのである。しかし、ステロイド離脱を伴う治療の場合には、ステロイド離脱の効果が封印されたまま、その治療法が効果のある民間療法として口コミ伝承される。その典型例はオムバスの温泉療法である。

3. ステロイド皮膚症と診断しない施設でのステロイド皮膚症の調査

　日本皮膚科学会が1998〜1999年に行った「アトピー性皮膚炎不適切治療健康被害実態調査」の報告は、日本を代表する全11施設での調査の中で、「ステロイド離脱性皮膚」や「ステロイド（依存性）皮膚症」などの診断例が、不適切治療による重症化例として集計されたことはなかった、と述べている。この11施設ではステロイド皮膚症とは決して診断しない医師しかいない施設である。ステロイド皮膚症の存在を認めない医師のみの施設なのであるから、「ステロイド離脱性皮膚炎」や「ステロイド皮膚症」などの診断例ははじめから出てくるはずはないのである。この11施設では、治療もステロイドを外用すればいいと考えているから、ステロイド離脱性皮膚炎も発生しない。

　私は1998年から2000年3月まで名古屋市立大学医学部皮膚科に在籍

しており、アトピー性皮膚炎の脱ステロイド療法を行っていたことは全国で知られていた。最も多い時には、15名の脱ステロイド患者が皮膚科病床を占めていたのである。名古屋市立大学以外に、淀川キリスト教病院と国立名古屋病院で脱ステロイド治療が行われていた。東京医科歯科大学でも一時期行われたことがある。脱ステロイド療法を行っていることが全国に知れわたっている施設を除外して調査をすれば、「ステロイド離脱性皮膚炎」や「ステロイド皮膚症」などの診断例が集計されることはない。そして、ステロイド皮膚症から逃れるためにステロイド離脱をし、ステロイド離脱性皮膚炎を通過して皮疹が消失した患者は調査から外れる。このように、この調査は意図的に選ばれた施設のみを対象とし、ステロイド治療推進派に都合のいいデータを作るために行われた調査である。このデータによって何らかの結論を出すことは科学の原則に反する。にもかかわらず、厚かましくも不適切治療の一部が「独善的かつ強引な脱ステロイド療法」により発生していると主張するのである。稚拙なごまかしを行わなければ自分たちの主張を援護できないというのは、いかに自分たちの主張が間違っているかを逆に証明しているようなものである。哀れな人々である。また、このような主張はいずれ破綻をきたすことは免れない。

4．日本皮膚科学会主流派が　　　　ステロイド治療に固執する本当の理由

　ステロイドを10年・20年塗りつづけた患者がステロイドは効かないという判断を下すことは、分を越えた厚かましい行為であろうか。患者がステロイドは効かなくなったと訴えると、皮膚科医は「お前の塗り方が悪い」「ちゃんと塗っていないからよくならないのだ」などと叱り、日本皮膚科学会の治療方針に従って外用を続けろと患者に言う。患者の訴えをまともに受け止めて考えないという問題のほかに、10年・20年外用してまだ効かないものがさらに10年間外用すれば効果が出てくる

と考えることが、普通の科学者の発想であろうか。ときにステロイド外用中止後短期間で皮疹がほとんど消えている噂話を聞いているにもかかわらずである。10年間外用して治るとしても、１年後に治る治療を探すのは、患者の気持ちであり医師の義務であろう。日本皮膚科学会主流派は、上記のような皮膚科医の対応を放置し、異常事態への素直な解決策を提出しようとはしない。

　日本皮膚科学会主流派はなぜこのような奇妙な対応をするのであろうか。混乱を起こしている脱ステロイド派がいなくなれば、すべては解決するかのごとくに一般の皮膚科医に思わせようと振舞っている。彼らは真底この対応で解決すると思っているのであろうか。そうではない。その一つの証拠は、ステロイドの副作用をなくすためという触れ込みでプロトピックの使用を勧めたことにも現れている。最近では新たに免疫抑制剤の内服薬ネオーラルも出現している。では、日本皮膚科学会主流派がステロイド治療に固執する本当の理由はなにか？

　＜第１＞　日本皮膚科学会のほとんどすべての領域において、ステロイド外用剤を扱う製薬企業の、表立ったあるいは隠れた形の金銭的援助なしには学会活動をやっていけない状態である。製薬企業から金銭的援助が少なくなることを極度に恐れるがために、また販売が増進し少しでもそのおこぼれを多くもらうために、これらの企業の不利益になることを口にしないことが学界上層部の暗黙の了解となっている。ステロイドの安全性を吹聴し、アトピー性皮膚炎の治療ガイドラインにおいてステロイド治療を第一選択として浸透させることが、学会活動を続けるための必要条件であるのだ。従ってもちろん、皮膚科学会上層部にとって脱ステロイド治療は排斥の対象である。

　＜第２＞　学会主流派がステロイド外用剤の治療研究を行った際の責任の問題である。これまで安全だ、安全だと言い続けてきたものを突然危険だと言うようになると、それまで騙されてきた患者の怒りは爆発する。また、信じきって治療していた一般の皮膚科医からの学会主流派への突き上げも相当なものになる。これらに対する責任を誰が取るのかということは大問題である。少なくとも過失責任は免れない。この責任を

取りたくないがために、人々を騙し通そうとするのである。学会主流派が早く考え方を変えることを期待したい。早ければ早いほど皮膚科医は副作用に対して慎重になり、ひどい難治化アトピー性皮膚炎患者は減ることになる。そして、考え方を変えた実践こそ最も適切な責任の取り方なのである。

　＜第３＞　第１との関連があるが、開業医院や病院では多くの薬物を出さなければ生活や経営がなりたたないという医療制度になっている点である。ステロイド外用剤処方を控えるようにというガイドラインを出せば、ステロイド以外の外用剤の多くは安価なので、生活と経営が非常に苦しくなる。経営困難になりたくないので、ステロイドは使用したいという事情が生じる。開業医や病院皮膚科医が経営困難で困ると、この人々から日本皮膚科学会主流派は支持を失うことになるので、ステロイド外用を減らすべきだという意見は出せない。ここにも医療の中に金の論理が働いている。

　学会主流派の責任を少しだけ免ずる理由が二つある。学会主流派たちの診察が長期に患者を診続けることを許さない形態となっていることである。たいていの場合、初診で患者を診断し治療を指示した後は、若い医者が経過を追う形となっている。このことは図らずも、前記の平成12年第51回日本皮膚科学会中部支部学術大会において明らかになった。ある勤務医からT教授への質問「あなたが１年以上継続して診察したアトピー性皮膚炎患者は何人いるのか」に答えられなかったのである。このような診察形態では、治療によって生じる重大な副作用を見ることができない。治療・予防に対する軽視から生まれた診察形態は、重大な副作用を見逃すことになっている。

　第２の理由は、現在の学会主流派の人々がアトピー性皮膚炎の自然経過を実際に見ていないことである。彼らは、診察をはじめた頃からステロイドで修飾されたアトピー性皮膚炎の皮疹しか見ていない。従って、現在の主流派より10年から20年古い皮膚科医が、自然経過の皮疹とステロイドで悪化した皮疹との違いを認識し、若い皮膚科医に伝えていなければならなかった。しかし、この古い世代の皮膚科医がより強いステ

ロイドの治療研究をしたため、責任回避の理由から問題を指摘しようとはしない。あるいは、残念なことではあるが気づいていない。

第22章 漢　方

1．日本の医薬品として漢方を導入した過程の問題

　日本で漢方が医薬品として使用が許可されたのは、当時の国際情勢からの政治判断で行われた。ベトナム戦争当時、中国をベトナム解放勢力やソ連の社会主義陣営から離脱させることを目的とした米国の政策に同調するために、日本は対中国優遇政策として花火の大量輸入とともに漢方薬の販売を許可した。治療効果の科学的証明のないまま、例外的に薬としての発売が厚生省（当時）により承認されたのである。

　漢方は民間療法と同じようなものと考える。日本で医療用に用いられている漢方の治療効果については科学的批判があり、現代科学ではその有効性を証明できていない。薬物の効果について詳しく研究された高橋皓正氏は、漢方の治療効果について詳しく見ていけばいくほど、効果が怪しくなっていく旨の指摘をされている。高橋氏の指摘は重大であり、漢方をやってみようと思う人はじっくりと考えてみるべきである。現在、有効性を示すために種々の治療研究を行っているが、なかなか人々を納得させうるデータが出せずに困っているというのが実情である。

2．漢方の副作用、偽アルドステロン症

　効果が一番あるといわれる甘草（かんぞう）は、その副作用を見ると、偽アルドステロン症があり、ミネラルコルチコイド作用を持っていることは明瞭である。ミネラルコルチコイドも少しはグルココルチコイド作用（外用ステロイドが持つステロイド作用）を有する。甘草以外の漢方でも同じ副作用を有するものはある。

以前、私は漢方は効果がないので患者の希望があれば飲んでもいいと考えていたが、次の経験で考え方が変わった。ある入院患者は軽度の高ナトリウム血症を維持していた。漢方を飲んでいたのでそれを中止すると、高ナトリウム血症は正常化した。難治化アトピー性皮膚炎患者では、水とナトリウムの調節が重要である。この経験から脱ステロイド患者に漢方は使用すべきでないと考えるに至っている。

3. 漢方がもてはやされる理由

　漢方がもてはやされる理由は次の通りである。
　<安全神話>　一般の人は「漢方は安全である」という昔からの言い伝えがあるため、西洋医学で効果の出ない場合はすぐこの迷信ともいうべき言い伝えに飛びつく。もちろん、安全な薬を望むという考えは正しい。日本においては、特に副作用をほとんど問題にしない医学医療観がはびこっている状況では、一般の人々の間に必然的に生じてくる結果であり、健全な考え方である。しかし、漢方に副作用がないわけではない。肺線維症となり命の危険が生じる場合も報告されている。
　<体質変換神話>　医師はしばしば「体質を変えるために漢方を飲みましょう」と素人受けする表現で患者に勧める。しかし、体質の定義はあいまいであり、科学的検討に耐えうるものではない。もし仮に体質をある個人におけるホメオスターシス（生体をある一定の安定した状態に置こうとする働き）の一状態とするならば、ミネラルコルチコイド作用を長期間作用させることが体質の変換になるとすれば安全である保証はない。
　<高価>　医師が患者に漢方を勧める一つの理由は、漢方は値段が高価であるため医師に高収入を保証するからである。長期に飲まないと効かないという風評があるため、一度漢方を飲みだすと長期に投与することになる。副作用や薬物相互作用や個人の反応性などをきちんと診て効く薬を処方するならば、長期の処方であってもそれは正当な医療であろう。しかし、ほとんど効果のない高価な物を長期に患者に飲ませるのは

まったくの欺瞞に近い。

　漢方をよいと考えている人は、司馬遼太郎の『胡蝶の夢』で漢方がどの程度効果のあるものであったかを見られたい。

4．漢方の考え方の根本的な欠陥

　私は、漢方を詳しく研究したこともなければ、1冊の本を読んだこともない。講演などで漢方の基本的考えを聞き、その基本的考え方の欠陥に気づき、努力して勉強するほどのものではないと判断した。もし、講演での話の内容が間違っていたら私の理解も間違っていることになる。しかし、何人かの講演者は異口同音に述べておられたようであるので、基本的な点では私の理解に間違いはないと考えている。

　一般に科学は、同質物の存在と同質であるための条件が存在することと同質物の中での無限の複雑性を承認する。また、ある一つの説が科学的であるかどうか（正しいかどうか）の判断基準として、一定の条件での再現性を要求している。医学においても、科学であろうとすれば同じことが求められる。

　漢方支持者は言う。漢方は個を重視し、個は無限に複雑である。西洋科学あるいは西洋医学は、思考の出発時点で個を集めて一定の集団として物事を判断しようとするため、個の複雑性を思考の出発の時点で無視する。集団を基本とする考え方と個を基本とする考え方は違った立場である。異なった立場の考え方で異なった立場の考え方を批判するのはおかしい、あるいは越権である。医学医療においては、個人について考えなければならないから、西洋の科学思想の根本の発想すなわち複数の患者の同質性を前提として考えるのは間違いである、と。

　個人についてしっかり考えなければならないという発想は大変重要であり、西洋医学もこの発想はもっと取り入れなければならない。しかし、漢方的思考にはごまかしがある。漢方的思考では個人から出発している。個というものを大切にするのであれば、個人から出発してはなら

ず、個から出発しなければならない。なぜなら、個人の「人」は「ヒト」という類、すなわち同質性の存在を前提にして物事を考えはじめているからである。西洋科学に対して集団として考えることからはじめるのでよくないと言いつつ、漢方は個から出発せず、人という集団を前提とした思考をはじめるのである。したがって、自分の考えに都合のいい時には、同質性の存在から出発することをこっそりと認めているのである。

　ここまで厳密に考えずに、個人を個と認める立場で考えてみよう。すると次の批判が漢方医から出されるであろう。「論理学の問答をしているのではない。共通の症状に対して共通の薬物を使用したり共通の治療を施すことの問題を指摘しているのである」と。では答えよう。個人が無限に複雑であるとする。漢方医学で使用する種々の判断基準（例えば「気」）の数は有限である。症状の無限を保障するためには症状の程度の量的無限を導入しなければならない（なお、「気」というものを承認することは同質性から出発することを承認する考え方である。漢方が言う「まず無限から出発する」という意見と矛盾することを指摘しておく。これと同じ矛盾はいくつも出てくるが、これ以上は面倒であるので指摘しない）。ある症状のある強さが「よい」あるいは「悪い」と判断するためには、比較の対象がいる。他の個人の値か、多くの個人の平均の値か、あるいは同じ個人の別の時点の値かが比較の対象となる。他の個人や多くの個人との比較では、同質性を前提とした比較であり、漢方の考え方と矛盾する。また、同じ個人の別の時点の値と比較する場合も同じであるが、どちらがよいのか悪いのかの比較判断は比較する同質者（同一人）の存在なしには不可能である。「よい」という言葉は「悪い」という言葉が存在するときにはじめて意味を持つ。良悪の判断を行おうとすることは、その時点ですでに比較の対象を前提とし、比較するためには同質性をその両者に認めている場合にはじめて可能である。従って、量的無限を承認しても、漢方治療の良悪を判断しようとすれば、漢方の基本的考え方を放棄した上ではじめて行いうるのである。このように、漢方的考え方を厳密に発展させれば、論理的には判断基準を持たないことになる。そうなれば、漢方医の思いつくまま何を言っても正しいことになる。ここまで突き詰めると漢方的考え

がおかしいことが漢方支持者にも分かるであろう。

　漢方支持者はここまでは考えないで、あるいは分かっていればここは伏せておいて、無限に複雑な中からいくつかの症状を組み合わせてある患者の特性に合ったものは○○だと処方する。これはすなわち、西洋医学で言う、一定の条件のもとでは同じことが起こるということをこっそりと持ち込んでいるのである。結局、無限に複雑な症状から判断して、という説明は、矛盾、ごまかしであり、学問にはなりえない。

第23章　幼小児の問題

1．アトピー性皮膚炎の発症率の変化

　種々の調査で、アトピー性皮膚炎の発症率について検討されている。ここで言うアトピー性皮膚炎とはステロイド外用剤などで修飾されていない自然に発生してくるものを言っている。この10年から20年での発症率については大阪府の調査があり、差はなかったという結果であった。他の調査では増加しているということがしばしば述べられている。しかし、診断基準が同一のものは少なく、本当に増加しているかどうかはまだ不明と言わざるをえない。

　疫学調査ではないが、K先生によると、ネパールではアトピー性皮膚炎を1例も見なかったとのことである。「ネパールでは誰もお風呂に入らないことがいいのではないか」と、また「日本や欧米では、入浴して身体を綺麗に洗い皮脂を取ることがアトピー性皮膚炎を多く発生させているのではないか」と考えておられる。

　最近、特に日本では清潔志向で猫も杓子も除菌をし、抗菌グッズを使用している。人間の皮膚表面には多くの細菌が存在する。皮膚と細菌の共生の可能性を一顧だにしていない。また、悪いもの、例えば黄色ブドウ球菌さえやっつければ、あるいはカビさえやっつければ悪がなくなり、皮膚や人間は安全になるという単純な理論がマスメディアなどで横行している。乳幼児を細菌から守るために過度に体を洗えば、皮脂が減少し、皮膚が乾燥し、痒くなり、掻破により湿疹が出現するというストーリーは、うなずける話である。アトピー性皮膚炎の発症率は生活環境の変化によって増減する可能性のあることを示している。従って、アトピー性皮膚炎の発症率を正確に出すことは今後も難しいであろう。

　現在、明らかに増加しているのは成人期の人々のアトピー性皮膚炎で

ある。日本でこの増加を疑う者は誰もいない。この増加の解釈によって脱ステロイド派とステロイド擁護派に分かれていることはすでに述べた。

2．小児でのステロイドや免疫抑制剤の使用

　胎児期、発生分化の調節はホルモン様物質の存在やその濃度で行われている。誕生後もヒトの身長は伸びる。新生児の身長は約50cmで、成人は170cmであるから、長さにして約3倍は伸びる。身長が伸びるにつれて皮膚も拡大する。皮膚が過不足なく拡大していることは、ホルモン様物質を含めて多くの要素によってうまく調節されていることを示している。そうでなければ、例えば背中では皮膚が伸びすぎてシワがいくつもできているが、肘では拡大が足らず肘を曲げようとしても突っ張って曲げられないというようなことが起こる。別の表現をするならば、背中は5倍伸びたが肘では2倍しか伸びないというような不均衡な拡大はしないということである。

　受精から出生までの発生期間に種々の環境因子の影響を受け、奇形などの胎児異常が発生する。小児の皮膚は発生の延長上の発育段階にあるという観点からは、胎生期と同じ程度ではないにしても、不必要な環境因子に対して注意が必要である。ステロイド外用剤はホルモン様物質ではなく、まさにホルモンそのものである。最強のステロイドホルモンを連日外用すれば、生体のホルモンの強さの十万倍の強さのホルモンが皮膚に存在することになる（「第3章　脱ステロイド」「1．脱ステロイドの二つの意味」参照）。強力なホルモンの存在は皮膚の成長に計り知れない影響を与える可能性がある。その1例を示そう。私たちの調査では、難治化アトピー性皮膚炎における抗利尿ホルモン分泌異常に関して、12歳以下でのステロイド使用と相関があるとの結果が出ている。さらに詳しい研究が必要ではあるが、小児にはステロイド外用剤はできるだけ使用しないほうが安全であるという警告といえる。

免疫抑制剤の小児への使用は、発育途中での強力な免疫抑制が重大な結果を起こしうる可能性があるため、またすでに発癌の報告があるために使用すべきでないと考える。

3．幼小児アトピー性皮膚炎の初診時治療区分

　まったく不思議なことであるが、初診患者の治療について、初診までのステロイド治療の有無によって治療の流れや考え方をまったく変えなければならない事態となっている。日本皮膚科学会が、アトピー性皮膚炎には幼小児や乳幼児でもステロイド外用剤が第一選択だとガイドラインで示し、ステロイド外用治療が蔓延している現状では、幼小児のアトピー性皮膚炎患者の治療を考える場合に、このような区分から入らざるをえない。疾患の特徴からの分類ではないという意味でまったく新しい事態である。アトピー性皮膚炎が社会問題化している現代にあっては、治療上の混乱を避けるために、ある子どもの周囲の人すべてが治療上の考え方をを統一しておく必要がある。

　患者はもちろん、悪化時に受診するが、患者を大きく次の四つに区分する。

(1)　ステロイド未使用
最も基本的な治療である。
①　皮膚の乾燥
　鱗屑（フケのようなもの）がぽろぽろ落ちたり、鳥肌でざらざらしており、痒みで掻破していても、皮膚に傷がない状態では治療の対象ではない。子どもに自由に掻かせておけばよい。非常に痒がるあるいは痒くて寝つきが悪い原因が乾燥によると考えられるなら、ワセリンなどの保湿剤を薄く外用する。乾燥が原因でなく痒い場合には、止痒剤を内服する（強い眠気に注意する）。入浴は毎日する必要はなく、短時間とし、石鹸使用はお尻程度に控えめに使用する。発汗

の多い時期以外では、下着を2日間ほど連続して着させる。体温調節のため、服地の厚さや布団の厚さなどに注意する。常に涼しいくらいが適当である。痒がるからといって抱き癖をつけず、頻回の授乳をしない。

② 5㎜未満の痂皮のある皮疹
基本的には①皮膚の乾燥と同じ放置であるが、痛みを訴える場合は保湿剤を薄く塗る。痒み止めの内服は使用してもよい。なお、5㎜というのは大まかな目安であり、時と場合により臨機応変に対応する必要がある。

③ 5㎜以上の痂皮やビランを伴う皮疹
保湿剤外用によって皮膚や痂皮は柔らかくなり、掻破に対して弱くなるため、保湿剤使用は控えめにする。必要な場合、傷はガーゼ単独、あるいはステロイド以外の外用薬（ワセリン・アズノール軟膏・亜鉛華軟膏・消炎鎮痛剤入り軟膏・抗生剤入り軟膏など）を塗り、ガーゼを巻き、包帯や網包帯（あみほうたい）（ゴムで伸び縮みする筒状の包帯、レテラタイなど）で保護し、瘙痒や痛み、炎症や感染を抑える。痒み止め内服も使用頻度は多い。皮膚が改善しはじめて乾燥傾向を示せば、外用剤を早期に中止する。

(2) ステロイド外用中
ステロイドと保湿離脱を行う。小児の場合は漸減法が望ましい（「第3章 脱ステロイド」「4．脱ステロイドの方法」を参照）。

(3) 過去にステロイドを使用したが、悪化時不使用で保湿剤も不使用
悪化の程度によるが、上記「(1) ステロイド未使用」の「②5㎜未満の痂皮のある皮疹」あるいは「③5㎜以上の痂皮やビランを伴う皮疹」に準じた治療をする。しかし、保湿剤の使用は慎重に行う。保湿依存症を獲得するあるいはそれに戻る危険性があるからである。子どもの場合

は痛みへの対応が難しく、子どもとその皮膚の反応を見ながらひかえめに保湿剤を使用する。

(4) 過去にステロイドを使用したが、悪化時不使用で保湿剤は使用中
保湿離脱を行うが、痛みに注意しつつ漸減する（「第４章　脱保湿」「７．脱保湿の方法」参照）。

以上を基本とし、幼小児のアトピー性皮膚炎の治療について以下にいくつか確認すべきことを述べる。詳しくは別著『ステロイドにＮｏ！を赤ちゃん・子どものアトピー治療』（佐藤健二・佐藤美津子著、子どもの未来社、2010年）を参照されたい。

４．乳児湿疹、小児乾燥性湿疹とアトピー性皮膚炎との異同について

乳児から小児での脂漏性皮膚炎（乳児では被髪頭部の分厚い痂皮を伴う紅斑）や接触皮膚炎、新生児痤瘡、汗疹、尋常性乾癬などを除いた湿疹病変は、乳児湿疹、小児乾燥性湿疹、アトピー性皮膚炎と呼ばれ、それぞれ別の疾患であるようにも、同じ疾患であるようにも書かれており、現時点では病態生理学的に異同に関する明瞭な合意はない。生後２～３ヵ月からの顔胸などの湿った皮疹が乳児湿疹であり、１～３歳頃からの体幹の乾いた丘疹や肘膝の伸側の丘疹は小児乾燥性湿疹と言われている。さらに高齢になると肘窩膝膕に典型的な苔癬化局面を持った皮疹は、アトピー性皮膚炎と言われている。私はこれらを別々の疾患と考えていない。子どもの成長段階が異なれば皮疹の発現部位と形態を異にするというアトピー性皮膚炎の特徴であると考えている。私は、乳児湿疹と小児乾燥性湿疹は短期で終わることが多いため、肘窩膝膕に苔癬化局面が出現すればアトピー性皮膚炎の診断をつけている。

5．掻破抑制とストレス蓄積

　私の診察場でしばしば次のような光景を見る。「医師に『掻かせたら皮膚が悪くなるから掻かさないように』と言われ、また『掻かさないためにステロイド外用で痒みを抑えましょう』と言われ、掻破抑制とステロイド外用をきちんと行ってきました。私たち夫婦や祖父母が24時間体制で監視し、赤ちゃんの掻破行動を抑制し、痒みを抑えようと一生懸命ステロイドを外用しました。しかし、皮疹はドンドン悪くなりました。痒みも強くなっているようです。途方にくれて、何とかしてほしいと思って受診しました」と親は言う。しかし、私の答えはそっけないもので、「掻かさないようにしては駄目です。掻かせてあげなさい。そして、ステロイドをやめなさい」である。両親や祖父母は、「えーっ、それでいいのですか。今までとまるで反対ではないですか」と言う。私は"掻破抑制を抑制する"重要性を説明する。そして「ステロイドは、使えばどんどん深みにはまり込む麻薬のような薬だから止めなさい。また、掻かさないと子どもは気が狂ってしまうほど精神的に不安定になりますよ」と。親たちは、ほとんど信じられないという表情で、しかし、周りの人がいいと言っている治療法だから、まあだまされたと思ってやってみようと思いつつ診察場を後にする。そして数週後に「不思議です。本当によくなるものですね！」と、喜びながら再受診する。そして、何ヵ月か後には、ほとんど跡形なく皮疹は消失する。
「アトピー性皮膚炎では痒みが強くひどく掻く。掻くことによって皮膚が悪化するから掻かせないようにしなければならない」としばしば言われている。また、医師は患者に「掻くな」と忠告する。しかし、上記のようなことが起こっているとすれば、医師の忠告は治療上正しいと評価できるのであろうか。

　必死になって掻破を抑制すれば子どもを掻かせないでおくことができるであろうか。否である。子どもは何とかして抑制されている状態でも掻く。ちょっとした親たちの気の緩む時に掻く。ある一定の強さの痒み

に対して同じ量（回数）だけ掻く場合、より短時間で掻破すると皮膚の修復能力（速度）をはるかに越えて皮膚を傷害するために、強い傷が生じる。ひどい傷を作らせないためには、ストレスがあまりたまらないよう適度に掻破させるようにする。子どもの掻破の抑制ではなく、大人による掻破抑制の抑制を（「あまり掻かせない」ではなくて、「上手に掻かせる」）をする。ボリボリ掻くが、鳥肌だけでほとんど傷のつかない乾燥肌を持つ患者については、何も治療せずに自由に掻かせてもよい。入浴後、あるいは服を着替える時に、10分ほどもボリボリ掻くことはまったく放置してかまわない。

　長期に掻破抑制されていた乳幼児を自由に掻かせると、皮膚をちぎり取るあるいはむしり取るような激しい掻き方をする。このような乳幼児には強いストレスが存在する。乳幼児の掻破要求を厳しく抑制することがその子どもの精神発達にとってどのように影響するか、ということに関する研究について私は知らない。しかし、相当重大な精神的影響を与えていると考えている。成長後への長期の影響としてはよいものはないであろう。また、一般に、痒みを訴える患者に「掻くな」と言うことは、どれほど残酷なことであるかということを医師も周囲の人も知るべきである。何箇所も蚊にかまれた時の痒みを我慢できるかどうかを考えてみれば分かる。医師は掻いても治るような治療をすべきである。

　ステロイドを長期に外用している人の訴えの中に、ステロイドを塗れば痒くなるという表現がある。外用直後に痒みが出ることを意味している場合と、ステロイド外用により皮膚が傷つきやすくなり痒みが強くなることを意味している場合がある。子どもの場合は後者の可能性が高い。この意味で、「掻かせてはいけない。掻くことを抑えることのできるのはステロイドだからステロイドを塗りなさい」と言うのは間違いである。

6．家族全員の協力

　治るまでに時間のかかる子どもが時々いる。このような子どもを持つ

親は子どもの夜泣きあるいは夜掻きで起こされることが多い。親は、特に母親は可愛い子どものために眠気を我慢して何日も頑張る。母親にも体力の限界がある。父親あるいは祖父母の応援の必要な場合がある。母親が仕事を持っている場合は特に重要で、父親の精神的肉体的援助は不可欠である。母親への優しい気遣いや、母親の代わりに夜に起きて子どもの面倒を見るなどすべきである。子どもを育てるのは母親だけでなく父親もともに育てるのだという気持ちなしには、ついついすぐに痒みを抑えるステロイドに頼ることになる。ひいては、思春期、青年期の難治化アトピー性皮膚炎発症という子どもの将来の不幸を準備させることになる。

夜泣きの原因の多くは空腹とおしめ汚れである。夜掻きの原因の多くは体温の上昇である。夜間に泣き止ますために母乳を頻回に与えることはよくない。最低3時間はあけるようにする。

子どもは掻いてもらうために親を起こすこともよくある。夜間に子どもに振り回されないためには、一人で泣かす、一人で掻かすようにし、親への依存心を少なくする必要がある。

7. 小児の皮疹分類

子どもの皮疹を大まかに分ければ次のようになる。

(1) 鳥肌：普通の肌から毛孔一致性の丘疹（毛穴の盛り上がり）が多発してザラザラしている。その頂上にフケのような鱗屑（第28章）をつけた乾燥した皮膚。
(2) 径5mmまでの丘疹（第28章）の多発で、所々に小さな痂皮（第28章）を伴う。
(3) 一部に径5mmより大きい掻き壊し面を伴う紅斑（第28章）。所々に丘疹を伴う。
(4) 滲出液がダラダラ出る顔や頭の大きな糜爛面（ズルむけ状態の赤い皮膚）。

(5) 漿液性丘疹（頂上に汁の出ている小さな盛り上がり）が集中して発生し、10円玉大の貨幣状となっている貨幣状皮膚炎（とがった小さなブツブツが集まったコイン大のジクジクした盛り上がり）。滲出液の固まったものが糜爛面を覆うようになった状態もある。

(6) 体幹によく発生する、表面がズルズルになった、扁平に隆起した局面状皮疹。1 cmから5 cm大のものまである。治りにくいが、治ってくると、表面には乾燥した痂皮が付着し、盛り上がりが減少する。

(7) 輪状の、一見体幹部の白癬（水虫）に似た湿疹で、背、胸、肩などに生じる。老人の乾燥性湿疹（乾燥によって起こる湿疹）で生じる輪状の皮疹に似る。

(8) 掻破を繰り返すことによって生じる桃色調の苔癬化で、数個から数十個の隣り合った皮丘（長径3〜10mm大で菱形状の軽度の盛り上がり）からなり、分厚く盛り上がっている。皮丘の菱形は細いシワで境界される。多くの場合、苔癬化にはカサブタはない。苔癬化の中には漿液性丘疹が散在することがある。苔癬化の多くは乾燥しているが、掻破を繰り返すと湿った外観を呈する。ステロイド外用剤を塗っている患者では湿った苔癬化となっていることが多い。

(9) より高年齢にならないと生じにくいが、痒疹（5〜20mmぐらいの硬いイボ状のもの）の多発することがある。毛孔一致性丘疹を持続的に掻きはじめ、ステロイド外用が加わることによって起こってくることが多く、初期にはステロイドで痒みや隆起を抑えることができる。外用を続けているとステロイドは痒みにはあまり効かなくなり、盛り上がりもほとんど抑えなくなり、逆に盛り上がりを増強させるように働く。

8．子どもがアトピー性皮膚炎と診断された時にどう受け止めるか

　世間では、アトピー性皮膚炎にかかれば大変だと思われている。本屋に行けばアトピー性皮膚炎に関する民間療法の本が多数並べられている。新聞でも毎日新しいアトピー性皮膚炎の本の紹介があるほどである。このような状況の中で自分の子どもがアトピー性皮膚炎と診断されれば、若い親やお爺ちゃん・お婆ちゃんは気も動転する。しかし、本当にこのように怖い病気なのであろうか。

　医師に「この子は重症だね」と言われると心配になる。顔が重症というのは、両頬全体がズルズルになって滲出液が出ている状態か、それよりひどい状態を考えるべきである。両頬に径5mmまでの赤い丘疹が多発している程度であるなら軽症である。体については、径5cm以上のズルズル部分が10個以上あるような場合にのみ重症と考える。重症でない皮疹の場合は、基本的には何も外用治療薬を塗布しないか、ワセリン程度を外用するだけで十分対処可能である。ステロイド外用剤が開発されていなかったとき、アトピー性皮膚炎は、重症と思われていても成人までに、ほとんどは2〜3歳までに自然にあるいはステロイドの入っていない弱い作用の外用治療で治っていた。アトピー性皮膚炎は怖い病気ではなかったのである。この事実は非常に重要であるが、最近のほとんどの皮膚科医、小児科医には忘れられている。

　思春期に強い精神的負担をかける可能性が高い（ステロイド外用治療された人の1割程度）治療をしてすぐに皮疹を押さえるより、時間はかかっても（実際はあまり長期ではないことがほとんどである）安全な治療をするほうがいい。だから、「ステロイドを使って早く治さないと治らなくなる」と言われることがあるが、自信を持って医療機関にステロイドを使わない治療を求める気持ちを持っておきましょう。危険性のあることを避ける治療を希望することは患者の権利として行ってもよいことです。受診時に、医者や保健婦、看護師などから「ひどいね」とか「重症ですね」と言われても、驚いたり慌てふためいたりしないことである。また、親

の見栄で早く治そうとも思うべきではない。

9. 乳幼児の食事問題

　乳幼児の食物アレルギーはあまりにも過大評価されすぎている。ほとんどのアレルギー検査や食物制限はまったくの無駄である。子どもにとっては採血の痛みから逃れられ、食物制限のつらさを経験しなくてすむ。親にとっては余分の出費がなくなり、制限食を作る労力が省ける。国にとっては医療費の削減につながる。

(1) アレルギー現象は生物反応のごく一部
　臨床家は、多くの場合、忙しさのあまり基礎医学的理論を十分勉強することができず、多くの病気に対して「流行」である免疫・アレルギー学的見方をしようとする。忙しい臨床家であっても、生物現象をあるがままに捉えるためには、その基礎理論としての生物学や生理学などを幅広く見渡した上で、疾患や患者を観察すべきである。少なくとも「細胞の分子生物学（Molecular Biology of the Cell）」の要約程度の知識を学習した上で臨床的現象を観察すべきであろう。この本を見れば、免疫・アレルギー現象は重要ではあるが、いかに生物反応のごく一部の反応にしかすぎないものであるかが分かる。

(2) 免疫グロブリンE（IgE）の検査
　検査室で行われるアレルギーに関係するIgE検査には2種類がある。IgE-RAST（アイ・ジー・イー・ラスト）とIgE-RIST（アイ・ジー・イー・リスト）である。

　① IgE-RAST検査
　　これは抗原特異的な（平たく言えば、ある特定の物質に対する）血中IgE抗体の存在を調べる検査である。例えば、お米に対するIgE抗体が血液中にあれば、「米が陽性」と説明される検査である。このア

レルギー検査が陽性でも、お米を食べて蕁麻疹が出たり、下痢を起こしたり、ショックになったりしなければ、アレルギー現象が陽性とは評価しない。蕁麻疹、下痢、ショックなどが起これば、アレルギー現象は陽性と評価する。アレルギー検査の陽性とアレルギー現象の陽性とは、はっきり区別する必要がある。

② IgE-RIST 検査

これは抗原の特異性を問題とせず、血液中にあるすべての IgE 抗体の量を測る検査である。一般にアトピー性皮膚炎の症状が強いと高い値を示し（私の知っている最高値は 14 万単位である）、症状が軽減すると低い値を示す。この値は皮膚症状が改善した後、何ヵ月もたって減少することが多い。従って、IgE-RIST の値の高いことが皮疹の悪化の原因であると説明することはできない。

(3) IgE 抗体陽性でもアレルギー現象が
　　　　　　　　　　　　起こらないことが圧倒的に多い

「子どもの湿疹が悪くなって医療機関を受診したところ、IgE のアレルギー検査を受けた。米・卵・牛乳などに陽性反応が出ているから、これら陽性物はすべて食事から除去しなさいと言われたが、食べるものがなくなってしまう」と、困りはてて当院を受診するアトピー性皮膚炎の子を持つ親がかなりいる。聞いてみると、「検査をする何年も前から米や卵や牛乳を飲食しても何も起こっていなかった」と、ほとんどの親は答える。「アレルギー検査の前には普通に食べていたのなら、検査が陽性でも気にせずに食べなさい」と、私に言われる。こわごわではあるがこれまで通り米・卵・牛乳などを子どもに飲食させる。するとやはり何も起こらない。そして親は、抗体陽性物質を子どもに食べさせることができると分かり安心する。ここに示すように、IgE 特異抗体陽性の食物を制限している場合のほとんどは、実際にはアレルギー現象は起こらず、制限の必要がない。

まれに○○を食べると、数分から数十分で全身に発赤や蕁麻疹が出

て、ぜいぜい咳き込む子どもがいる。このような場合、親は〇〇を食べたらこうなりますと述べ、原因の食物を明瞭に知っている。この現象は本当のIgE食物アレルギーである。原因が明瞭であるので、この原因物質を食べることを避けるため、繰り返し皮膚が痒くなり悪化することはない。このような反応を起こす食物は確実に避け、誤食によって反応が起これば速やかに医療機関を受診すべきである。

　食事後に子どもの皮膚に生じる変化をすべてIgEが関与する食物アレルギー反応と捉えようとする医師は非常に多い。この医師たちは、食物アレルギーによってアトピー性皮膚炎は悪化するのだから、抗原食物除去によって予防しようと考える。離乳食をはじめる時、子どもの血液を取り、種々のIgE抗体を調べ、抗体陽性物を子どもの食事から除去するよう指示する。IgEの血中半減期は2～3日、長く見ても5日ぐらいであり、食物抗原を除去すると急速にIgE特異抗体は血中から消失するはずである。この医師たちの考え方が正しいなら、アトピー性皮膚炎は急速に改善するであろう。しかし、実際は除去食でよくはならない。このことは、食物アレルギーがアトピー性皮膚炎悪化の原因ではないことを示している。この医師たちから、完璧な除去食ができないために湿疹がよくならないのであるとの言い訳をしばしば聞く。患者に責任転嫁する言い訳はすべきでない。自分たちの考え方の間違いの可能性を先に検討すべきである。また、現実にはできないような食物制限の指示であるならば、そのような指示はすべきではない。無責任である。

　子どもの血液のRAST陽性物を母親が食べるとアトピー性皮膚炎が起こりやすいという論文が昔あって、多くのアレルギー学者は母親に食物制限を指導した。しかし、この論文は捏造（でっちあげ）であることが分かっており、母親は何を食べさせてもよいのである。

　昔、食物アレルギー説の立場で書かれたある論文では、除去食開始後1年半経って改善した場合も除去食が有効であったと判断していた。1年半の間完璧な除去食ができなくて1年半後に完璧にできた、との言い訳があれば、まだ信用しようかとも思うが、そのような記述はない。皮疹がよくならなかった原因として可能性のある1年半のあらゆる環境要

因、内部要因をすべて無視して、ただただ自分が信ずる「検査で陽性の食物をやめたので除去食が皮疹改善に効いた」と強弁する、自説以外の説はまったく眼中にない人の「評価」と言わざるをえない。「アレルギー検査陽性物を除去すると皮疹がよくなる」という説はこの程度の信憑性しかない。

(4) 嘔吐・下痢などの消化器症状はアレルギーでないことのほうが多い

食後の嘔吐(おうと)（胃の中のものを戻すこと）、下痢(げり)（腹下し）はアレルギー（あるいはアナフィラキシー：強いアレルギー反応）反応の消化器症状として有名である。しかし、現実にはアレルギー反応よりはるかに多くの別の原因（細菌性やウイルス性の炎症など）で下痢や嘔吐は生じる。

乳児が母乳以外に普通のミルクを飲みはじめるとき、嘔吐したり嫌がったりすることがある。自分の意思を正確に表現できない状態であるのでなかなか正確なところは分からないが、この場合でも簡単に普通のミルクに対するアレルギーと考えないほうがいい。母乳からミルクに変わると味が変わるため嫌がる赤ん坊はかなりいる。ミルクの種類を変えるときも同じことが言える。特殊なミルクは値段が高いしあまり美味しくない（おとなの味覚では）ことも嫌がる理由として考慮すべきである。

(5) 顔が赤くなる理由

食後に顔が赤くなるのでアレルギー現象が起こったといわれることがある。しかし、顔が赤くなる理由は非常に多くある。皮膚科の教科書を見ると、突然顔が赤くなる理由として、カルシノイド症候群（偽の癌腫により消化器症状や皮膚症状が出る）、白血病(はっけつびょう)（血液の癌）などの全身疾患のほかに、セファロスポリン系の抗生物質、ニトログリセリン、プロスタグランジン、カルシウムチャンネル拮抗剤などの薬物を挙げている。亜硝酸ナトリウムの入っている塩漬け肉であるフランクフルト、ベーコン、サラミソーセージ、ハムによっても起こるとしている。チーズ、チョコレート、レモン、香辛料の多いものの他に熱い液体や高張糖液の

摂取によっても起こることは確かめられている。魚のマグロ、サバ、カツオ、ブリ、カンパチ、ニシンなどの痛んだものの摂取によっても顔が赤くなる。その他、次項に述べるように生理現象で起こることがほとんどである。このような要因を検討した上で、本当にアレルギー現象であるかどうかを慎重に判断する必要がある。

(6) 食後に湿疹が悪くなる要因

　食事後アレルギー反応が起こるとして親が訴える症状は、ほとんどの場合アレルギー現象とは考えにくいものであった。親がどのような現象をアレルギーと考えているかを列挙する。

　① 食事をすると食物が口囲や頬に付着し赤くなる。食物の接触による反応である。手の皮膚についた物をこすりつけるために赤くなることがある。時に接触蕁麻疹がある。

　② うどんを食べれば顔が赤くなる。温かいものを食べれば、体温が上昇して毛細血管が拡張し、赤くなり、痒くなりやすい。

　③ 食事をすると滲出液が出やすくなる。食事をすると吸収された水分が血液中に入り心拍出量が増え、血圧が上昇し、傷のある部分で滲出液が漏れやすくなる。

　④ 新しいものを食べたときに数時間から数日後に湿疹が悪化する。乳幼児の消化管は未熟なので十分な消化能力がなく、そのため胃腸障害を起こし、皮膚が二次的に悪化する。これは大人などで、風邪などを引いたときに胃腸障害を起こし皮疹の悪化することがあることと同じと考えられる。

　⑤ 子どもでも嫌いな食べ物がある。このようなものを食べさせられれば、ストレスで掻きやすくなる。

　⑥ 食事後、例えば額の一部を掻く。多くの場合、食事をしなくても起こる自然の経過として、何かの理由でそこが痒くなっただけで、食事の後というのはまったくの偶然である。

　しかしごくまれに、本物のアレルギー現象がある。この時は蕁麻疹、口唇浮腫、下痢、血圧低下などアナフィラキシーショック症状を伴う。

このような強い症状の時には生命的に重症な場合がまれに生じることがあるので、速やかな対応が必要である。意識があれば抗ヒスタミン剤を飲ませ、急いで救急医療機関を受診する。

(7) 離乳食のはじめ方

離乳食は、アレルギー検査などせず、まずおもゆからはじめる。次に野菜、豆腐、しらすなどの白身の魚、鶏のささ身、牛肉、豚肉などと順次いろいろ試していけばよい。ただ、鶏卵、特に卵白は他のものよりアレルギー反応を少し起こしやすいので、いろいろなものが食べられるようになった後で試食させればよい。卵を食べさせる場合の順番は、まず卵黄で、これで問題がなければ卵白にする。料理は少し薄味だがおいしいものを作る。

(8) 蛋白質をたくさん食べさせること

乳幼児で湿疹が重症だと、発育に消費されるだけでなく、痂皮形成や滲出液漏出により多量の蛋白質などが必要になる。寒冷時、皮膚の表面へ栄養を送る真皮乳頭部毛細血管への血流が閉されることに現れているように、皮膚への栄養補給は一番後回しにされる。従って、身体的成長に蛋白質が多く使われている時には、皮膚修復のための蛋白質は不足しがちになる。十分な血液中の蛋白質（アルブミン）濃度を維持するためには、アレルギーを恐れることなく、たくさん蛋白質を食べさせることが大変重要である。母乳の蛋白質は100g中1g ほどである。粉ミルクには100g中1.6g含まれる。重湯では100g中1g程度しかないが、コメの量を増やすとどんどん蛋白質は増加する。さらに蛋白質を増やすには、それを多く含む食物、牛肉、豚肉、鶏肉、鶏卵、魚肉、牛乳、ヨーグルト、豆腐、納豆、ハム、ソーセージ、かまぼこ、ちくわなどを食べることが望ましい。なお、最後の4品目には塩分が多く含まれていることは知っておくべきである。

10. 母の専業主婦化による子どもへの過干渉

　母による子どもへの過干渉は、次のように説かれている要因が大きくかかわっていると考える。1950～70年代の高度成長期、労働生産性の向上とともに家庭での女性の仕事が減少し、潜在的失業者としての既婚女性が大量に出現することになった。失業者であることを隠すため、家庭内にとどまる慎ましやかな主婦像がよい女性の典型であるかのごとくにマスコミから大々的に宣伝され、既婚女性の専業主婦化が生じた。

　専業主婦化の過程で少子化が進み、子どもの面倒を見ること以外に主婦にはすることがなくなった。親離れができない子どもができ、逆に子離れができない親も多く生まれた。それまでの庶民の間にはほとんど見られなかった子どもに対する過干渉も発生した。我が子に湿疹や肌の荒れが生じると、何とかすぐに消し去りたいものとして映り、また隣近所からの目も気になり、自分の肌が化粧によって美しくなることを望むのと同じように、子どもの皮膚が美しくなることを望んだ。同じ時期に、ステロイド外用剤による治療が行われはじめ、皮膚症状の消失に劇的な効果を示した。親にとってステロイド外用剤は精神的依存の対象となり、子どもの皮膚にとって肉体的依存の対象となった。高度経済成長期がすぎた1975年以降、より強いステロイド外用剤の開発が目白押しとなり、すぐに強力に効く薬に対する信仰のようなものができた。

　ステロイドからの離脱には、本人自身の並外れた努力と家族の第三者的な覚めた対応が必要である。親離れのできない依存心の強い子どもは我慢することができず、子離れのできない親は子どもの苦しむ姿を静視できない。このため、逃れられないステロイド依存の深みに入っていく子どもができている。親離れ・子離れができないことが医療者の治療看護にとっても非常に難しい問題となることがある。

11. 抗菌グッズの悪影響

　近頃、スキンケアと称して幼少期から肌を綺麗にすることを勧める化粧・美容関連業界から大量の宣伝が増加している。また、抗生物質に対する耐性菌出現の知識が一般社会に広まるにしたがって、生活環境に存在する細菌を減らせば問題はすべて解決するかのような幻想を振りまく宣伝が広がっている。アトピー性皮膚炎は、患者の皮膚に存在する細菌（黄色ブドウ球菌）によって皮膚が悪化すると考えられていたが、最近その考え方には根拠がないことが分かった。この新しい考え方がまだ広まっていないため、乳幼児の皮膚に存在する細菌を抗菌グッズで洗えば、アトピー性皮膚炎も発症しないと考えたり、小さい時から子どもを石鹸で洗いすぎたりする傾向が強い（プロアクティブ治療で1日2回入浴して体を洗うこともこの亜型である）。皮膚表面の細菌は減少するが、皮膚表面の皮脂を除去することにつながり、乾燥性の皮膚を増加させている。石鹸で洗うことあるいは入浴そのものを減らすと痒みの発生が減少し、皮疹の改善や皮疹発生の減少を確認できる。ただし、湿疹があり、滲出液が出たり長径が5mmを超える糜爛面のある場合には、その部分を軽く洗うと余分な細菌の増殖、表在性皮膚感染症へ発展させないことがあるが、洗う強さの調節はむつかしい。どの程度の皮疹の悪化で洗うかは、かなり慣れた医師の判断に任せるのがよい（「第8章　入浴の限定的利用」を参照のこと）。

12. 掻破予防のお面やガーゼ保護

　乳幼児の掻破予防のためにお面のように顔をカバーすることが試みられているが、いくつかの問題点がある。まず、夏には暑くて不可能である。第二に、多くの乳幼児は顔のカバーを嫌がる。実際に行っても長時間同じ状態を維持することはむつかしく、逆にお面がずれた時の視界の減少はさらに不快感を増やして嫌がる。このような問題点がない場合の

み可能である。持続的に顔をガーゼで保護できれば、蛋白質の漏出が減るなど、治療上有益なことがある。

　ガーゼや布が身近にあれば、それを使って掻破することがある。布などで皮膚を掻破すると、均等に皮膚を掻破することになり、不均一に爪で掻破するよりも治りが遅くなる。布で掻破した所は一面に表皮部分が均等に欠損し、滲出液の出方もひどく、炎症反応も強く起こる。爪や指で不均一に掻破すると、正常部分あるいはそれに近い部分がまだらに残り、その部分からの影響で表皮形成が短時間で起こるためと考えられる。

　滲出液のためにガーゼが皮膚に固着し、入浴時にはがしにくいことがある。この場合は、皮膚にもっとも近い１枚を残し、他は取り除く。この１枚を押さえつつ表層のガーゼを上手に剥がすと痛みは生じない。入浴前に皮膚から離れているガーゼははさみで切り取ってもよい。この状態で入浴し、ガーゼが取れれば取り去るが、ガーゼが取れなければつけたまま優しく洗う。洗っても取れなければそのまま風呂を出る。風呂から出たあと乾いたタオルを押し当てるようにして水分を取りガーゼを乾かす。ガーゼの追加が必要ならその上から当て、必要なら包帯をする。包帯をする時の注意は、季節によっては暑がることと、強く皮膚を圧迫して巻くことである。圧迫によって包帯より末梢の足や下腿、手、前腕などに浮腫が起こり、これにより痛みと痒みが強くなり、幼児は極端に不機嫌になって、掻破が増加する。

　関節部などをガーゼや包帯、サポーターなどで保護すると、皮疹の悪化を止め、改善に向かわせることが多い。しかし、３割程度の子どもはこのような保護を嫌がるか、嫌がらない場合でもすぐ取り去ってしまう。このような子どもでは、ガーゼ保護を諦める。嫌がらない子どもたちあるいは何時間かでもつけてくれる子どもに対しては、ガーゼ保護は実施する価値がある。

　購入したガーゼはいったん水道水で水洗して乾し、柔らかくなるまで揉んで使用する。滅菌や消毒ガーゼは刺激作用のある場合が多いからである。

第24章 アトピー性皮膚炎悪化あるいは改善遅延要因のチェックリスト

　アトピー性皮膚炎が悪化する要因や、皮疹の改善が遅延する要因は驚くほど多くある。アレルギー要因を考えるより、以下の要因を考えるほうがはるかに当たる確率が高い。要因の後のコロン（：）の次に書いてある内容は、対処方法や参考事項を示している。

1．全身に関係のあること

(1) 心不全・腎不全・肝不全など大病がある：順に循環器内科、腎臓内科、消化器内科を受診のこと
(2) 感冒（かぜ引き）：かかった9割の人は悪化する。残り1割の人は高熱などで掻く元気もないために皮疹は改善する
(3) 喘息（ぜんそく）：状態・程度によっては水分制限を緩和する必要あり。非ステロイド薬でまず治療
(4) 喘息に対するステロイド吸入剤：ステロイド吸入で皮疹の改善、中止で皮疹悪化
(5) ステロイド入りの点眼薬や点鼻薬：点眼・点鼻で皮膚は改善、中止で悪化。眼科・耳鼻科受診時、脱ステロイド中であることを伝える
(6) 「抗アレルギー剤」としてのセレスタミン内服：リンデロン（0.5 mg／錠：ステロイド）を半錠含有し、中止で内服ステロイドの離脱症状出現
(7) 痔に対するステロイド入り坐薬：中止でステロイド離脱症状出現
(8) 月経（女性の生理、メンス）：生理の時期に一致して周期的に悪化

(9) 月経がない：ステロイド離脱後3ヵ月ほど月経がない時に持続的悪化。婦人科でホルモン療法を行う
(10) 排卵：生理と生理の中間に周期的に悪化
(11) 身長が伸びる：細胞増殖による悪化。栄養素の不足にならないように
(12) 成人の体重増加：細胞増殖による悪化。摂取カロリー制限必要
(13) 体重減少：栄養状態悪化。皮疹が不安定な時にダイエットは禁止。浮腫減少による場合は問題なし
(14) 食事量不足：やせるためや食欲不振などで起こる。皮膚を治す材料が不足する
(15) 偏った食事：栄養バランス不良。食べすぎなければ甘いものや油っぽいものや間食もいい。栄養バランスがよければ和食でも洋食でもよい
(16) 食べたら痒くなるものを多く食べる：防腐剤が多く含まれる冷凍食品やインスタント食品、ソフトドリンクは減らす
(17) 知らない薬を飲む：何が起こるか分からない。サプリメントは知らない薬と同じで、特に不純物が危険
(18) 水分の取りすぎ：大人では食物中の水分を含め1日2000〜2500mℓ必要。発汗の増減で摂取量の増減
(19) 夕食以後翌朝までに水分を摂る：横臥時、顔や胸に水分が移りジクジクしやすい
(20) 水分制限のしすぎ：入院中以外では◯◯mℓ／日という制限はしない。がぶ飲みをせず、飲む回数を少し多くし、1回に飲む量を減らし、軽度の口渇感を維持する。尿は少し黄色く保つ。透明の尿が出る時は水分過多。赤色に近い尿は過制限。500mℓ／日以上の尿量を保つ
(21) 夜にアルコールを多く飲む：水分過多。アルコールで痒み誘発
(22) 漢方の水薬を多く飲む：水分過多
(23) 漢方薬内服：効果なし。ナトリウム貯留することあり。避ける
(24) 昼夜逆転：体調異常。社会生活ができない

(25) 家に閉じこもる：精神的肉体的落ち込み
(26) 運動をしない：体力減退。代謝減退
(27) 身の回りの整理整頓をしない：体力減退、不潔、積極性欠如
(28) 急な激しい運動：乳酸がたまり皮膚に悪影響。十分なウォーミングアップとクールダウンを行なう
(29) 顔面糜爛存在時の夜のテオドール内服：血圧上昇で滲出液漏出
(30) 糜爛面のある時の食事、運動など：血圧上昇で滲出液漏出。生理現象でありアレルギーではない

２．環境に関係のあること

(1) 温度：適度な温度調節
(2) 湿度：加湿器とエアコンの適切な使用。室外湿度との過度な差は避ける。冬の室内湿度は 40 〜 50％
(3) 低気圧：台風や雨降り。体表で皮内より外界が低圧となり体内から浸出液漏出。部屋の密封閉鎖
(4) 1、2週間の間の急な気候変動：(1)と(2)以外に対処方法なし
(5) 非常に寒い日の外出：軽いしもやけによる痒み。マスクやマフラーで予防
(6) 日焼け：皮膚細胞の障害による痒み。全周性のツバのある帽子や傘の使用
(7) 暖房機から出る風に当る：乾燥、低温熱傷
(8) 布団が分厚く、温もりすぎ：薄い布団を重ねて温度の微調整。毎夜、気象情報を知り布団の厚さを決定
(9) 大きな枕：首が覆われて保湿。首の乾燥のために小さい枕
(10) 食事時間が不規則：全身の代謝の変調。定刻に食事
(11) 夜勤：できたら避ける。体調調整に努力。定期的夜勤はまだまし
(12) 過労：代謝の変調。疲労回復の工夫。無理をせず、効率よく仕事をする

⒀ 夜更かし：避ける
⒁ 徹夜：避ける
⒂ 屋内でのペット飼育：アレルギーのある人のみ問題
⒃ 退院による生活場所の変化：退院した人の約3分の2は退院後平均2週間をピークとして悪化する。さらに2週間で戻る。この経過を知り、診察なしで対処すること

3．精神心理に関係のあること

⑴ 家族との関係が悪い：うまく付き合う。話し合い
⑵ 会社での対人関係が悪い：うまく付き合う。話し合い
⑶ 業務内容の複雑さ：上司と相談
⑷ 不眠：運動などで疲れて眠れるようにする。睡眠薬使用
⑸ 朝寝坊（午前10時までに起床しない）：午前8時までに起きる
⑹ 1日中寝ている：強い保湿状態。避ける
⑺ 非常に不安になっていた：不安の原因を見つけて対処
⑻ しかられた：怒る人との話し合い
⑼ 恋愛のもつれ：「仲直り」あるいは「別れる」
⑽ 友だちを作れず、対話によるストレス発散ができない：対話術の学習
⑾ 容貌を気にしすぎる：諦めの気持ちを作る
⑿ くよくよする：諦めの気持ちを作る
⒀ 積極的になれない：運動で体を健康に。何か自信のあるものを見つける
⒁ 引っ込み思案：先を読む訓練。失敗を恐れない
⒂ 落ち込みやすい：予防策を考える

4．皮膚に関係のあること

⑴ 細菌感染（膿疱や掻かないのに持続するビランがある）：抗生物質の内服
⑵ 熱の花（単純ヘルペス）：抗ウイルス剤の内服。不眠や強い日光を避ける
⑶ ガーゼの当たっている所の赤み（ガーゼのかぶれ）：滅菌ガーゼ不使用。水道水洗いし、乾燥させた柔らかいガーゼを使用。繰り返し洗って使用（網に入れて洗う）
⑷ シップ薬にまけた（かぶれ）：同質の薬を使用しない。石鹸で患部を1回だけ洗う。シップは避ける
⑸ 消毒薬（イソジン、ヒビテン、赤チンなど）の使用：皮膚障害を起こす。不使用。傷は可能なら水道水で洗う
⑹ 水仕事（特に拭き掃除）：手の荒れ。主婦の場合は夫の協力
⑺ 刺激のある温泉に入る：皮膚の障害。軽い刺激にも皮膚は弱い
⑻ 強（超）酸性水を使用：保湿。不使用
⑼ 滲出液をティッシュペーパー・タオル・ハンカチでぬぐい取る：傷を治す材料を除去。ティッシュペーパーには刺激作用があり、皮膚障害を起こす
⑽ 痂皮（カサブタ）を擦り取ったりむしり取る：痂皮を取る癖をなくす。傷を服等で覆う
⑾ 掻き癖：余分に掻破することになる。掻破とは別の動きを腕にさせる。腕の抑制
⑿ 長い爪：少なくとも週に3回切ること。長い爪で掻くと皮膚の傷が深い
⒀ ハンカチやタオルで掻く：均一に表皮が擦り落とされ治りにくい。止める
⒁ ナイロンタオルやナイロンたわしの使用：強く擦りすぎる。色素沈着を起こす。止める
⒂ 日に2回以上の入浴：夏に1回入浴、1回水シャワーはよい。皮

脂が取れる

(16) 3分以上湯船に浸かる、シャワーにかかる：皮脂除去。浸軟保湿

(17) 強いシャワーにかかる：軽い打撲による障害。皮膚の抵抗力弱い。皮脂除去

(18) 石鹸を使わずタオルで洗う：皮膚がよく擦り取られる。止める

(19) 石鹸をつけてタオルで強く洗う：優しい洗いの強さを探す

(20) 石鹸を手で泡立てて体を洗う：石鹸の粒が痂皮の下に入り洗い落としにくい。タオルに石鹸を擦りつけ、よく泡立てて洗う

(21) 皮膚がジクジクしている時に石鹸洗浄は要注意：洗わないと細菌感染が起こりやすい。洗った後で滲出性を増加させない

(22) 洗った後でしっとりする石鹸：保湿剤含有。中止

(23) アトピーによい、あるいは肌に優しいといわれている石鹸の使用：保湿剤含有。中止

(24) ボディーソープの使用：保湿剤含有。中止

(25) 保湿剤（化粧水、馬油、オリーブオイル、ハブ油、美肌水、ワセリン、アズノール軟膏、その他の軟膏やクリームなど）の使用：保湿。中止

(26) 布や晒しで巻く：保湿。中止。目の粗いガーゼ1枚での皮膚保護はよい

(27) 布団に入ることによる保湿：痛みが消えるが、強い保湿。夜間の睡眠時はよい

(28) シャツやパジャマの服をズボンの中に入れる：湿った空気の滞留で、保湿。ズボンから出す

(29) 関節部の皮膚と皮膚を直接触れ合わせる：汗で保湿。滲出液が皮膚を障害。ガーゼカバー。長袖・長ズボンを着用し、皮膚同士の触れ合いを防ぐ

(30) 化粧：顔の保湿。ステロイド離脱後、できるだけ化粧開始を遅らせる

(31) 皮膚によい、あるいはアトピーによいと言われているものの外用：保湿。中止

(32) 他の人にステロイドを素手で塗る：外用中止で離脱症状が起こ

る。禁止
(33) ステロイド含有が隠されている外用剤を使用：入っていないといわれているものでも、外用してすぐ効くものにはステロイドが入っていると考えること
(34) 毛抜きや髭剃り：皮膚障害、細胞増殖を促す。毛抜き中止。髭はハサミで切る
(35) 長い髪が首に当たる：刺激で痒みが起こる。ポニーテールにする。髪を短くする
(36) ドライヤーで皮膚を乾かす：軽いやけど。禁止
(37) ぬるい湯や水で顔を洗うと後で痒くなるので熱い湯で顔を洗う：皮膚障害。火傷
(38) 民間療法：科学的根拠なし。有害物の含有が検討されていない。無駄、危険
(39) 「よい」と思ってしていること：脱ステロイド・脱保湿療法中は、世間でよいと言われていることのほとんどがよくないこと。自分で行っていることについてもう一度洗いざらい考えてみることが必要。多くの場合、保湿と関係している

第25章　脱ステロイドに対する
　　　　　さまざまな立場

　脱ステロイドに反対する立場には、脱ステロイドの説とそれを唱える人間とを何が何でも叩き潰さなければならないと考えているものから、消極的反対派までさまざまである。脱ステロイド賛成派にもいろいろな立場がある。より脱ステロイドに反対する立場から脱ステロイドを積極的に賛成する立場まで、大きく「1．脱ステロイド反対派」、「2．脱ステロイド放置派」、「3．脱ステロイド賛成派」に分け、それぞれをさらに細かく分けてそれぞれの主張や特徴を述べる。

1．脱ステロイド反対派

(1)　A（日本皮膚科学会中枢部の教授など）

　日本皮膚科学会の「アトピー性皮膚炎診療ガイドライン」作成を中心的に担った部分と、脱ステロイドとアトピービジネスとを同一視させようとしている部分である。彼らは、脱ステロイドを唱える人間とその説を何が何でも叩き潰そう、ステロイド外用剤で重大な問題が生じていることを隠し通そうとしている。
　この人々は、脱ステロイド治療を科学的根拠（エビデンス）に基づいていない「宗教のような」治療とまで決めつけている。エビデンスを論文と考えれば、脱ステロイドのエビデンスがないわけではなく、その数が少ないだけである。脱ステロイドが必要な依存性の副作用は、長期にわたるステロイド外用剤使用によって生じてくるもので、最近になって一部の医師によって再び認識されはじめ、少数の症例報告と若干の統計データを伴った研究報告が出はじめたところである。新しい問題が出は

じめた時点では、それについての証拠は少ない。まして、陰に陽に脱ステロイドに関連のある文献が多くの人の目に触れないようにされている状況では、論文が増える速度は遅くなって当然である。しかし、脱ステロイド治療の効果は多くの患者によって体験され、実感されている事実である。

　では、アトピー性皮膚炎に対するステロイド治療の科学的根拠はどの程度のものなのであろうか。アトピー性皮膚炎に対するステロイド治療について、1ヵ月程度の使用による症状の改善という確実な証拠は山ほどある。これについてはすべての脱ステロイド派の人々も承認する。しかし、1ヵ月を超える、あるいは何十年も使用した場合の効果と安全性の証拠は、日本を含め世界中のどこにもない（「第3章　脱ステロイド」「5. 脱ステロイド療法の成功率」を参照）。これがアトピー性皮膚炎のステロイド治療に対する科学的根拠に基づく正確な評価である。脱ステロイド療法を「宗教のような」という表現で批判することによって、日本皮膚科学会の作ったガイドラインがあたかもエビデンスがあるかのように思わせようとしても、いかさまはすぐばれる。

　脱ステロイド反対派Aグループが行う脱ステロイド療法の非難方法は、脱ステロイド論者の主張を作り変えて公表し、作り変えたものがまったく根拠のないものであると宣伝する方法である。脱ステロイド派の私は、繰り返し次のように言っている、「難治化アトピー性皮膚炎はアトピー性皮膚炎とステロイド外用剤の副作用であるステロイド依存性皮膚症との合併である。脱ステロイド療法はアトピー性皮膚炎に対してなされているものではなく、ステロイド外用剤の副作用に対してなされている。この副作用を除けば抑制されていたアトピー性皮膚炎の自然治癒力が働きはじめ、自然によくなっていく」と。ところが、このグループの脱ステロイド反対派は、「脱ステロイド派が行っている脱ステロイド療法はアトピー性皮膚炎に対して行っている治療だ」と言うとともに、「アトピー性皮膚炎の炎症にはステロイドが最もよく効くのに、ステロイドを使わないのは非科学的である」と脱ステロイド派を論難する。脱ステロイド療法はステロイドを使用しない治療である。脱ステロイド反

対派が必要と考えるアトピー性皮膚炎に対するステロイド治療を脱ステロイド治療では行わないのであるから、脱ステロイド派はアトピー性皮膚炎に対しては治療していないことになる。論敵の主張を歪曲するからこのような矛盾したことを言わなければならなくなるのである。他人の主張を確実に批判できるなら、他人の主張を歪曲はしない。歪曲するのは、相手の主張に真実があり、真実の土俵で議論をしたくないからである。

脱ステロイド治療の効果判定は、ステロイド治療をしている施設と脱ステロイド治療をしている施設との予後に関する共同研究が必要である。この研究の組織化を行うべき責任者は、日本皮膚科学会中枢部、すなわち脱ステロイド反対派Aグループの人間である。彼らはそれを行う意思はまったくない。共同研究をしないのには理由がある。脱ステロイド療法についてのインターネットに現れてくる患者の評価では、脱ステロイド療法が圧倒的によいからである。比較すれば負けることがはっきりしており、脱ステロイド療法との比較が恐ろしいのである。さらに、共同研究をすれば脱ステロイド療法の存在を承認し、脱ステロイド療法の宣伝になるため、このような研究はしようとしない。

脱ステロイド反対派Aグループの人間は特定の大学出の教授が多い。彼らは次のことをも恐れているため、脱ステロイドを毛嫌いする（詳しくは「第21章　アトピービジネス批判」の「4．日本皮膚科学会主流派がステロイド治療に固執する本当の理由」を参照のこと）。ステロイド外用剤の副作用を宣伝すれば企業からの治験（ちけん）（新しい薬の効果を判定するための治療実験。これをすると研究者に研究費が入る）依頼がなくなること、脱ステロイドを認めればこれまで多くの皮膚科医が行ってきた治療を批判することになり、一般の皮膚科医から孤立すること、ステロイド外用剤の治験の総括を行ったときに安全であると言った責任を取らされること、である。このような恐怖心を隠すため、彼らは製薬企業を鼻であしらう振りをする。治験の場を持つ多くの大学を治験の配分権で牛耳っていることがこの虚勢の源泉である。しかし、一般的に大学と企業との関係において、金を持っているのは製薬企業であり、最終的には医師は製薬企業に従属して

いる。さもなければ、例えば輸血製剤に関するエイズ問題やＣ型肝炎問題で、危険を知りながら使用を認め続け、企業を儲けさせるようなことはなかったであろう。アトピー性皮膚炎に対するステロイド外用剤問題の責任の重さは、エイズ問題での学会主流と同じく、このＡ群の人々が他に比べて格段に重い。

(2) Ｂ（一般の大学教授など）

　一般の大学教授およびそれに近い研究者の一群で、ステロイド外用剤を問題視すれば、大学医局の運営が難しくなると考えている。

　脱ステロイド反対派Ａグループの教授たちは治験の配分を行っている。彼らの機嫌を損ねると、Ｂグループの教授たちは治験を回してもらえないなどの意地悪をされる。ステロイド外用剤の副作用を宣伝すれば、研究費や学会開催などでの製薬企業の援助が受けにくくなる。Ｂグループの教授たちはこのようになることを恐れるため、自分たちの教室から脱ステロイドを主張する人間の出てくることを極度に警戒しつつ、脱ステロイド医師には、脱ステロイドを主張することによって学会や社会で波風を立てないでほしいと願っている。

　難治化アトピー性皮膚炎患者には長時間の心身医学的対応をする必要がある。Ｂグループの人々はＡグループの人々と同じように忙しく、現実に困っている患者を継続的に診ることがほとんどないため、アトピー性皮膚炎に生じているステロイド依存性皮膚症について正しい判断をするための情報を十分には持ち合わせていない。また、Ｂグループの多くは臨床に長けていない普通の皮膚科医であるため、また製薬企業からチヤホヤされ持ち上げられるので、自分の行ってきた治療に文句をつけられることには強く反発する。これらの結果として、ステロイド外用剤の副作用を認めない立場をとるようになる。この人々にもかなりの責任がある。

　ＡグループとＢグループの人々は、悲惨な患者や誠実な医師たちの訴えを無視あるいは葬り去ることにより、ステロイド外用が増加することで利益を得る製薬企業の走狗となっている。

(3) C（一般の皮膚科医・小児科医など）

「これまで行われてきたアトピー性皮膚炎に対するステロイド治療は問題がなく、これに文句をつける脱ステロイド派はけしからん連中だ」と思っている保守的な皮膚科医・小児科医などの大群である。彼らは、「アトピー性皮膚炎の皮疹にステロイドを外用すれば短期間に皮疹がよくなり、多くのアトピー性皮膚炎患者が楽に生活できているではないか、脱ステロイド派はこの事実を見ようとしないのか」と、考えている。

初めて医療機関を受診したアトピー性皮膚炎患者に対し、ステロイドを外用すれば、劇的に皮疹は消失する。ステロイド外用を減らしたために悪化した患者や、弱いステロイドに変えて悪化した患者に、それまでと同じ強さやそれより強いステロイドを外用すると、皮疹はすぐよくなる。脱ステロイド派は、短期のステロイド使用による皮疹の改善を否定しないどころか、短期でアトピー性皮膚炎の皮疹を抑える能力を持つ薬物がステロイド以外にはないことを承認している。ちなみに脱ステロイド派は「ステロイドは入っていないが、アトピー性皮膚炎によく効く魔法の薬」という宣伝をしている薬に対しては、ステロイドが入っていることを疑うように警告している。

脱ステロイド派が提起した問題は、次のようにまとめることができる。①ステロイド外用剤の特殊な副作用である依存性が、アトピー性皮膚炎患者に多発している。②皮膚に対するステロイド外用は、皮膚局所でステロイドホルモン機能不全を起こすためにステロイド依存性を起こす。③幼少期のステロイド外用の影響が青年期においても残っている。④ステロイド外用の影響は外用皮膚局所にとどまらず、全身の皮膚と視床下部・下垂体にも及んでいる。⑤ステロイド依存性が生じるのは、特定の遺伝的背景を持ったものに起こるか、どのような人でも外用量の多さによって生じるかは不明である。だから、どのような個人に依存性が生じるかは前もっては分からない。

上記のような問題提起から出てくる結論は、①ステロイドのような強力な薬物治療を考慮する場合には、短期間の効果の発現だけではなく、

長期にわたる影響を考えた上で、特定の治療を行うかどうかを考えるべきである。②アトピー性皮膚炎が自然治癒傾向の強い疾患であることは、治療手段を決める際に熟考すべき前提である。③従って、ステロイド外用剤をアトピー性皮膚炎に使用することは、できるだけ避けるべき治療である。早く痒みを取るほうが患者にとってよいことなのは明らかであるが、その手段をゆっくり考える必要がある。Ｃグループの医師たちは、このような問題提起を冷静に考えるべきである。

　このグループの医師たちは現在なぜアトピー性皮膚炎についてこれほどワイワイ騒がれるのかということに対して何の疑問も感じないし、政治的・経済的・社会的・医学的に検討してみようという意思も持たない。日本の医学教育は、公衆衛生の軽視、臨床医学の軽視、治療学の軽視、薬の副作用の軽視、歴史的社会的存在である患者の立場を考えることの軽視、医学そのものの方向や内容が製薬企業・検査機器産業などの利潤追求にそった形で歪められていることの軽視などの問題点を持っている。このグループの医師は、この医学教育の影響が集中的に現れている医師部分でもある。

　Ｃグループの人々が脱ステロイドに反発を感じるのは次の理由である。第一に、これまでの自分たちが行ってきた治療を批判しているため。第二に、ステロイドの使用に問題を感じる患者が増え、現在の自分たちの治療を進めるのに邪魔あるいは説明が面倒であること。第三に、ステロイドの処方が減り、ステロイド以外の外用剤処方では収入が相当減るからである。

(4)　Ｄ（若手医師）

　アトピー性皮膚炎にはステロイドを外用するように先輩から教えられ、教科書にもそう記述されており、日本皮膚科学会のガイドラインにもステロイドが第一選択と書いてあるので、素直にステロイド治療を行っている部分で、より若い医師に多い。新たに臨床研修に入ってきた医師は、彼らが赤ちゃんや子どもの湿疹にステロイドを外用し、すぐによくなって患者や親が喜んでいるのを見ると、なぜ脱ステロイド派が脱

ステロイド、脱ステロイドと言うのか不思議に思っている。しかし、一方で、患者や一部の医師が「問題だ、問題だ」と言っているので、なぜそんなに言うのかなと素直に疑問を呈することもある。しかし、彼らもガイドラインなどに則った治療経験が増えると、現在の自分たちの治療を進めるのに邪魔あるいは説明が面倒であると考えるようになる。Ｃグループの予備軍である。

　以上のＡからＤまでのグループの人々が、実際にステロイド離脱の時の激しい症状を見ると、その状態から外用なしで経過を見ていてよくなるとは信じられず、患者の生命の危険を感じ、ただちに症状を抑えなければ大変なことになる、という不安を覚える。私が脱ステロイド治療してきた多くの人々はまさにこのような状態になっていた。脱ステロイド反対派はここで言う、「ステロイドをやめるからこんなにひどくなるんだ。だから、脱ステロイドは間違いだ」と。しかし、脱ステロイド派はこう言う、「このひどい状態から無外用でよくなるのであるから、このひどさ分、正常皮膚がステロイド依存になっているのだ。ステロイド外用剤の副作用の強さはステロイド外用剤に対する依存の程度、従って離脱症状の強さに比例する」と。

２．脱ステロイド放置派

(1) Ｅ（真面目直感型医師）

　何かの理由でステロイド外用剤だけでは治りにくくなっている症例のあることを直感的に分かっているが、多くの患者はステロイドでうまくコントロールされていると考えている人々である。「多くの患者は難治化アトピー性皮膚炎にならず、短期間のステロイド治療で問題なく治療できている。難治化アトピー性皮膚炎はステロイド以外の何らかの環境因子で起こっており、その要因が不明の間はきちんとステロイドでコントロールできていればよい。だから脱ステロイドは言わなくてよい」と考えている。この人々は難治化アトピー性皮膚炎患者には何かの問題が

あることを感じているが、治療薬で起こっていることにまでは踏み込めないでいる。自分たちの立場を否定してしまうことに躊躇を感じるからである。自分がアトピー性皮膚炎に罹患しているがステロイドでうまくコントロールしていると思っている医師の代表的な考えである。

(2) F（真面目客観型医師）

多くの患者はステロイドで問題なく治療できているが、ステロイドで悪くなった症例のあることを認めている人々である。この医師自身はステロイド外用に若干制限を設ける。しかし、「脱ステロイド派は脱ステロイドばかりを言う。ステロイドでよくなっている患者がいるから、脱ステロイドばかりを言うのは片手落ちである。だから脱ステロイドを言うのはよくない」と思っている。アトピー性皮膚炎患者をよく診ている一部の大学教授にもこの立場の人はいる。

3．脱ステロイド賛成派

脱ステロイドを叩き潰そうと考えている人々からは脱ステロイド派と見なされているが、実際には脱ステロイドをあまり言わないあるいは消極的に主張するという立場から、ステロイドだけでなく保湿剤も中止すべきであると主張する立場までが含まれている。脱ステロイド反対派や脱ステロイド放置派の人々の中には、日常診療の中で、脱ステロイド賛成派と類似の考え方を一時的にせよ持つ医師はかなりの数に上ると思われるが、実際の行動でその考え方を継続的に示さない限り、脱ステロイド賛成派には分類できない。

(1) G（ステロイド自粛短期使用型医師）

ステロイド外用剤を第一選択にするのはよくないことを公言するが、重症例には短期のステロイド外用を勧める人々である。多くの患者ですぐにステロイドを使わなくてもよくなる症例が多数あることを知ってい

る。ステロイドで悪くなっている症例のあることも承認している。ステロイド外用をしないために、赤ちゃんのジクジクが治りにくくて疲労困憊している若い親を見たり、家族崩壊につながりかねない状態の家庭のあることを見て、「ステロイド使用なしには対処困難な症例のあることも確かだから、脱ステロイドを宣伝するのはよくないあるいは片手落ち」と考えている。対処困難例の場合のことを考えると、脱ステロイドを声高に言うのはステロイドに対する恐怖心を煽るだけであるので、脱ステロイドとあまり言わない方がいいと思っている。

　Aグループの人からは脱ステロイド派と評価されている。でも、本格的に脱ステロイドをしたことがないので脱ステロイド治療に自信が持てないでいる。このグループの考え方の問題点は、幼少期に使用したステロイドが青年期になって難治化アトピー性皮膚炎を発症させない保障を示しえないことである。しかし、軽症のアトピー性皮膚炎患者にステロイドを使用しないため、この患者たちが将来難治化アトピー性皮膚炎になることを予防するという意味では、このグループの医師の考えることは重要である。

　このグループの医師が脱ステロイド賛成派に分類される条件は、ステロイドの問題点を公言し続けることである。

(2)　H（受身脱ステロイド派医師）

　脱ステロイドを患者から希望されればきちんと脱ステロイドをするが、自分から積極的に脱ステロイドを勧めない人々である。ほとんどの症例はステロイドなしでよくなることを知っており、決して積極的にステロイドを使うことはない。脱ステロイドをしていてもよくならない症例があるので、仕方なくステロイドを使用することがある。このため、脱ステロイドをあまり声高には言わない。脱保湿はしない。Aグループの人々からは次の2グループを含め完全な脱ステロイド派とみなされ、目の上のたんこぶと思われている。

　脱保湿をしないので、脱ステロイドの成功率が5割程度である。この成功率が積極的に患者に勧められない理由である。しかし、脱ステロイ

ドにより改善した非常に多くの患者から圧倒的な支持がある。

(3) I（脱ステロイド保湿維持派医師）

　脱ステロイドを患者から希望されればきちんと脱ステロイドをし、自分からもかなり積極的に脱ステロイドを勧めるが、保湿については患者の希望に従う人々である。脱ステロイドを行い、保湿を継続していて、皮疹がよくならない人について脱保湿を強く勧める。従って、脱ステロイド・脱保湿派グループへの移行段階にある。

　Iグループと次に述べるJグループは、Aグループから訴訟の対象と考えられるぐらい疎まれている。しかし、Hグループと同じく多くの患者からの支持がある。

(4) J（脱ステロイド脱保湿派医師）

　脱ステロイドと脱保湿を積極的に勧める立場の人々である。脱ステロイドの成功率は高い。この立場は本書に詳しく書かれている立場である。

　このグループの人々は、乳幼児などにおいて生命的危険が発生している場合とステロイド漸減法による脱ステロイドを行う場合を除いて、ステロイドは使用しない。

第 26 章　脱ステロイド運動

1．アトピー性皮膚炎における
　　　　　脱ステロイド問題の社会的はじまり

　ステロイド外用剤の被害で大変な思いをし、苦しい生活を強いられている患者が、インターネット上で責任医師を激しく批判脅迫したことを一つのきっかけとして、「ステロイドバッシング」が公然化した。一部の日本皮膚科学会指導部は、患者の非難活動の中に隠されている事態の重大さに気づかず、ステロイドバッシングに対抗するために、脱ステロイドを煽動する医師が悪いという宣伝をし、脱ステロイド医師に対する狂気じみた非難排斥運動をはじめた。

　難治化アトピー性皮膚炎に対して脱ステロイド療法を主張する医師を評して「科学とは縁もゆかりもない変人であり、いついかなる場合でもどのような疾患でもステロイドを使用しない、ステロイド外用剤の有効性とこれまでの皮膚科治療学の成果を全面的に否定する医師」と宣伝しようとした。

　接触皮膚炎患者に対するステロイド外用剤はもっとも有効な治療薬であることを否定する医師はいるであろうか。しかし、有効である疾患に対してであれ、「ステロイド外用剤の使用期間を短くすること、ある程度長期にわたる場合には間歇的な外用を勧めること、アトピー性皮膚炎体質の人での接触皮膚炎の場合には慎重な検討が必要なこと、アトピー性皮膚炎に対しては、本来、自然に治癒する疾患であるため、思春期・成人期に出現する副作用の発生率を考えれば可能な限り使用すべきでない」と主張することが科学と縁もゆかりもないことであろうか。

　物事をあるがままに見ず、歴史的に物事を評価せず、個人的感情あるいは数少ない特定の人間の利益に基づいて物事を見る人にとって、正し

いことは自分の感情と自分の利益に合うことだけである。一部の皮膚科学会指導部のこのような態度が「アトピー性皮膚炎における脱ステロイド問題の社会的はじまり」を解決する方向へ導くのではなく、混乱の泥沼の拡大に向かわせたと言える。

2．皮膚科医はステロイド外用剤使用の専門家か？

「皮膚科医はステロイド外用剤の使用に関しては専門家であり、種々の強さのステロイドを皮膚の症状に合わせてうまく使い分けることができる」と、しばしば主張される。症状が軽くなれば、ステロイド使用量を減らすか作用の弱い薬を使用しようと思うぐらいの判断は素人でもできる。くだけて言えば「ちょっとよくなったから減らそうか」である。ステロイド外用剤が症状（炎症）を抑える薬であるから、この素人判断でもまったく問題でない。一度でも外用量が不足すればその治療が失敗するという皮膚疾患はない。顔面にはハロゲン化していないステロイドを使うのが皮膚科医の極意のように言われているが、ハロゲン化していないステロイドでも十分ステロイド依存性皮膚症は起こる。このことを知らないほうが専門家的でない。要するに、ステロイドの強さを皮膚症状に合わせて使用するという「専門家の極意」は、浅薄な自己満足あるいは平凡な常識である。

　専門家であれば、ステロイド外用剤を使ってはいけない皮疹を知り、ステロイドを中止する判断力も要求される。細菌感染のあるところにステロイド外用剤を使用してはいけない。しかし、早く炎症を抑えるためと称して感染を合併している尋常性痤瘡（にきび）に対して気がねなくステロイド外用剤を使用し、ステロイド痤瘡を作っている。伝染性膿痂疹（とびひ）にもしばしばステロイド外用剤が使用されている。普通の湿疹病変に必要でもないのに、抗生剤の入っているステロイド軟膏（リンデロンVG）は驚くほど使用されている（他科医では、VG＝ステロイドと考え、G＝ゲンタマイシン〔抗生物質〕含有であることを知らない者もいる）。ステ

ロイド外用剤の依存型（中毒型）の副作用であるステロイド依存症の存在する皮疹が、皮膚科患者の中に広がっている。日本皮膚科学会の一部指導者の無視によってステロイド依存症は広がったのであるが、これを治療するためにはステロイドの外用を中止しなければならない。しかし、実際に何がなされているかといえば、依存症をさらに深めること、すなわち外用中毒患者に「塗り方が足りないからもっと外用せよ」と言い、外用を増強させている。このようなことが行われている学会は専門家の集団とはいえない。皮膚のステロイド外用剤への依存症が、日本だけでなく世界中でステロイド外用剤に関する最も大きい問題となってきている（ITSAN：International Topical Steroid Addiction Network：http://itsan.org/、国際ステロイド外用剤依存ネットワーク日本語サイト：http://itsanjapan.web.fc2.com/）。

　難治化アトピー性皮膚炎を持つ小学生が、「過酷な治療に耐え」、脱ステロイドに成功した。その手記を書いた父親が「日本皮膚科学会では今でも『アトピー治療にはステロイドを上手に使って治せる』との方針を変えていないようですが、実際に上手な使い方を指導できるお医者さんなんているのでしょうか？　治療に対しての取り組み方も知識も乏しい医者が多すぎるように思います」と述べているのは、アトピー性皮膚炎でのステロイド使用に関する批判として正鵠（せいこく）を得た言葉である。

3. 日本皮膚科学会アトピー性皮膚炎治療ガイドラインの実体

　2000年に、アトピー性皮膚炎にはステロイドが第一選択（日本皮膚科学会編「アトピー性皮膚炎治療ガイドライン」）と日本皮膚科学会は発表した。このガイドラインは、学術的な言葉で飾られている。内容は、過去20余年にわたって普通に行われてきたアトピー性皮膚炎に対する治療方法をまとめ、最近指摘され問題となっている危険性の部分を除外したものである。日本皮膚科学会アトピー性皮膚炎治療ガイドラインを中心と

なって作った東京女子医科大学皮膚科川島眞教授が、このガイドラインの真実の内容をポロリと漏らした。平成 14（2002）年 6 月に開かれた「第 101 回日本皮膚科学会総会」の第 2 日目、ランチョンセミナー 10‐1、「治療ガイドラインに沿うとタクロリムス軟膏はどう使う？」の前置きの話の中で、川島眞教授は、アトピー性皮膚炎治療ガイドラインは、実のところ「それまで多くの皮膚科医が行ってきたステロイド一辺倒による治療方針を確認したものにすぎない」旨の発言を行った。その通りである。同ガイドラインは、もちろん文章的には十分練られているが、内容的にはそれまでに多くの皮膚科医が無批判に行ってきたステロイドによる治療となんら変わりがない。そして、同ガイドラインでは、当時にあってもすでに問題となっていたステロイド外用剤の依存症やステロイド外用剤の減量・中止に伴う「ステロイド離脱現象」、脱ステロイド療法などについては言及されていない。「日経メディカル」（2002 年 12 月号、pp.48-59、特集「診療ガイドラインは誰のためのものか？」）には「一般的には、学界の権威が主導して作成するガイドラインは、これまでの診療方針を追認するバイアスがかかりやすい」と指摘されている。まったくその通りである。

　2014 年 2 月 2 日に行われた「アトピー性皮膚炎治療研究会第 19 回シンポジウム」において、金沢大学皮膚科 T 教授は次のことを明らかにした。2000 年 5 月に公表された日本皮膚科学会のアトピー性皮膚炎治療ガイドラインは、「通常のガイドラインと異なり、学会員を対象としたものではなく、社会全体に対して日本皮膚科学会の考え方を示すことが主目的であった。還元すれば、当時隆盛を極めていた『脱ステロイド療法』が、皮膚科医によってコンセンサスを得たものではないことを示す目的が主であった（p.10）」と。脱ステロイド療法に含まれているアトピー性皮膚炎の治療上の重大なステロイド依存性問題を理解できていなかったことを自白している。

4．皮膚科医の外用好き

　16歳以上のアトピー性皮膚炎患者にいろいろと指導しても、外用剤を処方しなければ医療保険上の指導料が請求できず、医師や病院の収入にならない医療保険制度になっている。日本の医療制度の欠陥を示すものの一つである。16歳以上のアトピー性皮膚炎患者に対する指導は、本当は外用剤処方以外の内容が指導の中心となるはずである。このような制度に影響されていることも原因の一つであるが、皮膚科医は何かを外用しないと治療していると感じない傾向が強い。

　皮膚科医にとって外用療法が重要な治療手段であることは誰もが認めるところである。しかし、最近の褥瘡治療や手術後の創部処置に代表されるように、「消毒剤や軟膏類を使用しない治療方法が成績はよい」ということが分かってきている領域もある。同じことは脱ステロイド療法でも言え、消毒や軟膏外用などの治療をしない方が治療成績はよいのである。幼小児の湿疹に対する治療においても、皮疹が乾燥傾向を示しはじめると、外用をしないほうが早く治癒する傾向にあることがしばしば見逃されている。

　単に皮膚がカサカサしているだけで、皮膚をスベスベさせるために保湿が必要と短絡的に考え外用することが広範に行われている。自分と同じアトピー性皮膚炎にならせないために、生まれたての赤ちゃんに日に何度もワセリンを外用した親がいた。この赤ちゃんは数ヵ月後に異常な皮膚になり、外用を中止したら正常の皮膚に戻った。単なる保湿剤の外用でも異常な皮膚になることが分かった貴重な経験であった。外用治療については大きな視点に立った再検討の必要がある。

5．他疾患でのステロイド使用

　喘息・アレルギー性鼻炎・アレルギー性結膜炎でしばしばステロイド剤が使用される。喘息でのフルタイドやアルデシンなどの吸入ステロイ

ド、種々のステロイド含有点眼薬や点鼻薬である。これらの外用ステロイドは吸収されても全身には影響を与えないと宣伝されている。しかし、これらの経路で投与されるごく微量のステロイドで、急に脱ステロイド中の皮疹が改善し、その外用中止により、改善した皮疹が悪化を起こすことがしばしば見られる。このことは、肺からの吸入や鼻や耳、眼から吸収されるステロイドが、少なくとも皮膚に対しては影響を与えていることを示している（最近、吸入ステロイドの17％が全身に吸収されているとの報告のあることを知らされた）。従って、脱ステロイド・脱保湿療法を行っている難治化アトピー性皮膚炎患者は、喘息、アレルギー性鼻炎、アレルギー性結膜炎のような疾患のときには、できるだけステロイドを使用しないことが望ましい。白内障手術では、術後ステロイドが不可欠であると言われているが、皮膚科からの希望でステロイドを使用せずに何例も手術に成功している。網膜剥離に対する手術については最小限の使用で成功しうることが確認されている。喘息の場合、重症発作が続き、生命的危険のある場合以外は、ステロイドの吸入・内服・点滴は避け、ステロイド以外の治療薬で治療すべきであろう。喘息でのステロイドの使用目的は、単に症状を抑えるだけだからである。

　皮膚外用ステロイド剤が安全であり、副作用は心配いらないという皮膚科学会の宣伝のために、他科医が安易にステロイドの使用を行っているように見受けられる。新生児に対する産婦人科医や乳幼児に対する小児科医による皮膚へのステロイド外用、耳鼻科医や眼科医によるセレスタミンの内服やステロイドの外用である。これらの使用についてはそれぞれの科において、副作用についてのもっと細かい慎重な検討が必要である。

　肺への吸入ステロイド、点鼻や点眼に使用されるステロイド外用剤が少なくとも全身の皮膚に影響を与えていることは、アトピー性皮膚炎での脱ステロイド療法を行った結果の副次的発見であるが重要な発見であり、すべての医師が知っておくべき知識である。

6. 真実は政治的発言でも
　　　臆することなく述べるのが倫理的である

　私は司馬遼太郎の歴史小説が好きである。最も惹かれるのは、彼の朱子学に対する嫌悪感である。日本では昔から上意下達権威盲従が支配的な社会的道徳である。司馬はこのような日本にあって、新しいことを考え創り実践してきた人間を高く評価し、日本にも革新的革命的伝統の存在したことを掘り起こし、伝えようとしたと考える。

　日本皮膚科学会のお偉方は、日本皮膚科学会の主流派の考えに反する考えを持つ者を驚くほど毛嫌いし、彼らの発言を封じ、影響力を持たせないようにしている。口では民主主義を唱えるが、実際に行うことは意見の違う者の主張する内容を、その内容を十分検討することなく（おそらく検討する能力がないのであろうが）、意見が違うというだけでその意見を排除しようとしている。

　話を難治化アトピー性皮膚炎に戻そう。ステロイドで治療されたアトピー性皮膚炎患者10人に1人という比率で難治化アトピー性皮膚炎が生じている。これほど社会問題となったアトピー性皮膚炎患者でのステロイド外用剤による副作用問題について、その正確な内容を知った者は、医学的にも、社会的にも、倫理的にも、政治的にも広く述べ伝える義務があると考える。すでに何人かの人々は著書として自分たちの意見を述べている。しかし、本を書くことにとどまっていては不十分である。何人かの医師たちは講演会などで自分たちの意見を広めようとしている。意見の中には政治的発言も含まれている。日本では政治的発言をすることは公正でなく、悪いことであるかのごとく考えられている。政治的発言をすることが悪なのではなくて、たとえ発言が政治的であっても、その内容が真実であれば、それを言わないことが悪なのである。過去の科学者の多くはそうであったがその失敗を繰り返してはならない。政治に関係しないことが倫理的なのではなく、政治の領域でも真実については発言しないことが非倫理的なのである。科学者としての倫理は、政治の分野を排除しない。

7. 脱ステロイド運動の目標

(1) 医療現場の流れ

　日本皮膚科学会のアトピー性皮膚炎治療ガイドラインは「それまでの治療をまとめただけ」のものである。従って、このガイドラインが出てもそれまでの治療が変わるわけではない。厚生労働省などのガイドラインも基本的な点では変わらないから、現在のアトピー性皮膚炎の治療状況を変えることはできないし、できていない。医療現場の流れは次のようになっている。

　一般の皮膚科医は日本皮膚科学会が現在のガイドラインを作ったことにより、自分たちの治療を公認してくれたと感じているため、安心してステロイド外用の指示を出すようになっている。小児科医も急速にこの方向に傾いた。患者はどこへ行っても「アトピー性皮膚炎ですね、（マニュアルに沿って）ステロイドをきちんと塗ってくださいね。症状がひどい時には強いステロイドを、症状が軽くなれば弱いステロイドを、そして、よくなればステロイドをやめることができる可能性があります。うまくやめられなければステロイドを少しずつ塗って病状をコントロールしましょう」と言われ、それ以上の説明はなくステロイドが出される。なぜステロイドを塗っても治らないのか、なぜステロイドを付けていても悪化するのか、どうしたらステロイドを減らして皮膚をよくすることができるのかなどの患者の質問があれば、多くの医師は突然気色ばみ、不満そうに診療を早めに終えるようにするか、ステロイドを塗らなければ治療できないから二度と来なくていいと患者に告げる。しぶしぶ家に帰った患者は、仕方なく言われた通りしばらく治療を続け、ステロイドで症状が治ったかも知れないと思い、外用を減少させるあるいは中止する。すると、急激に皮疹が悪くなって医師を受診する。嫌そうな顔をした医師は「きちんと言われたようにステロイドを外用しないから悪くなるのだ」と、怒る。患者はこのような医師の対応に嫌気がさし、この医

師のもとを離れ、もっとよい医師を求める。そして、同じことが繰り返される。

(2) 日本皮膚科学会側の対応策

前項の医師の対応には日本皮膚科学会主流派も問題を感じ、次のような対応を取るように勧めている。患者がステロイド忌避を起こすのは十分な説明がないからなので、脱ステロイド医師を見習い、納得のいくまでガイドラインに従った治療をするように説得する、である。この対応の根本には、医師の（ガイドラインの）治療方針に従っていないからよくならないという、よくならない理由を患者の責任にしている考え方が潜んでいる。この点を曖昧にするために、患者への対応が悪かったことを自己批判的に持ち出している。患者への対応をよくすることはいいことであるが、患者がよくならない理由は、ステロイドを指示に従って塗らなかったせいではなく、多くの場合指示に従ってステロイドを外用したせいである。指示通りにステロイドを長期に塗ってもよくならない理由の説明と、何も治療の要らない状態になるにはステロイド外用をどのように減らせばいいかを明らかにすることが、日本皮膚科学会の本来なすべき対応である。

(3) 現在の最重要課題

このような現状を改善させるためには何が必要なのであろうか。

第一にはステロイドをいくら塗ってもよくならない状態の存在、すなわちステロイド依存性皮膚症の存在を日本皮膚科学会などに承認させることである。この承認はいろいろな形の表現がある。ステロイド外用で治りにくいアトピー性皮膚炎患者が、ステロイド外用を中止することによって改善すること（「外用中止での改善」と略称する）の承認でもよい。外用中止での改善が認められれば、どのような状態の人が改善するのかが検討課題となり、ステロイドを外用したくないのなら二度と来なくていいなどのひどい発言は言えなくなるであろう。どのようなステロイドの減量方法がいいのかも問題となり、日本中でどこでもステロイド減量・

中止の相談ができるようになる。また、どのようにステロイドを塗ればステロイド依存性皮膚症になるのかが問題になるならば、幼小児に対するステロイド外用が慎重に検討されることになる。このようないい影響が出てくることは間違いない。従って、ステロイド依存性皮膚症の存在の承認を得ることは、脱ステロイド運動にとって決定的に重要なことである。

　第二に重要なことは、幼小児においてステロイド外用をできるだけ避けることである。40年前には、多くのアトピー性皮膚炎患者は2歳までに自然治癒していた。まずこの状態へ戻すためには、可能な限りステロイドを使わない治療に戻る必要がある。一律にステロイド外用をすれば、確実にステロイド依存性皮膚症になる子どもが増えるであろうし、子どものときのステロイド外用の影響が10〜20年先のステロイド依存性皮膚症の突発という副作用として何割かの患者で発現する。最近ステロイドをたっぷり塗る「プロアクティブ治療」がマスメディアで広範に宣伝されている状況を考えると、この課題は特に重要である。

　第三は免疫抑制剤の問題である。最近、プロトピックやネオーラルなど、免疫抑制剤の使用が医師側の宣伝などにより急速に増加している。これらの免疫抑制剤はステロイドと同じような依存的な副作用を持っているようである。ステロイドで治りにくくなったアトピー性皮膚炎患者は、脱ステロイドをすれば改善するため、免疫抑制剤は不必要である。免疫抑制剤を使わないようにとの宣伝も重要性が増してきている。

　ステロイドやプロトピックでつらい思いをした人々は、自分たちがよくなればそれでいいと思うのではなく、少し負担ではあっても、今後の人々のためにこの運動の一翼を担っていただければと思う。ステロイド外用中止で改善することがあることと、幼小児ではステロイドをできるだけ避けるようにすべきことをさまざまな方法で広めていただければと思う。

第27章　2002−2030 実践的「アトピー性皮膚炎」治療ガイドライン

　ここに示す「2002-2030 実践的アトピー性皮膚炎治療ガイドライン」は 2002 年にアトピー・ステロイド情報センターが開いたシンポジウムで、私が紹介したものを 2014 年に加筆訂正したものである。

1．本ガイドラインの背景

　現在、アトピー性皮膚炎の治療について大きな混乱がある。30 年ほど前から新たに分かってきたステロイド外用剤の副作用、ステロイドに対する依存性を示した状態であるステロイド依存性皮膚症を認めるか否かによって治療方針がまったく異なることがその理由である。日本皮膚科学会の治療ガイドラインも厚生省のもの（厚生科学研究「アトピー性皮膚炎治療ガイドライン 2002」）もともに本来のアトピー性皮膚炎にステロイド依存性皮膚症を合併した「難治化アトピー性皮膚炎」を本来のアトピー性皮膚炎の重症化したものと認識し、この間違った認識をもとに重症度を決め、治療のガイドラインを作っている。「難治化アトピー性皮膚炎は重症であり炎症も強いので、強力なステロイドを十分量外用し、炎症を抑える」という主旨のものである。上記の権威づけられたガイドラインに基づく治療は、基本的には作成時点までに行われてきた治療であり、60 年にわたるステロイド治療によって作られてきたアトピー性皮膚炎に関する問題を解決しうるとは考えられない。重症となっている原因がステロイドに対する依存性であるならば、依存性の原因であるステロイドを外用すれば依存性がさらに深まることは明白である。この混乱への解答は、難治化アトピー性皮膚炎患者に脱ステロイド療法を行い、

ステロイド依存の皮疹を消失させることである。ステロイドから開放されたアトピー性皮膚炎は自然治癒をはじめる。

　今後少なくとも30年間のアトピー性皮膚炎治療ガイドラインは、ステロイド治療が過去になされていたかどうかで治療の基本方針を変えたガイドラインでなければならない。なぜなら、ステロイド依存性皮膚症が存在する場合、それまでの治療の中止が治療のはじまりとなるからである。軽い依存症の場合、ステロイド治療中止により急速に皮疹が消失することが多い。重症の場合も適切に治療されればステロイドから離脱でき、おおむね本来のアトピー性皮膚炎のみの軽い症状から無疹状態へと移っていく。ステロイドによる治療を受けたことのない人については、保湿剤外用などの皮膚の保護を中心とした治療からはじめることが正しい治療である。

　現在の日本の医療制度は、病気が治ることとは無関係に患者数が増えれば増えるほど収入が増える仕組みである。病院や医院では、短時間に多くの患者を診療しなければ経営が成り立たなくなっている。このような状況では、アトピー性皮膚炎患者の増悪因子を詳しく検討する余裕はなく、簡単に症状を抑えることのできるステロイド外用剤の使用に走ることになる。病気を予防することや医療資源の使用を少なくして治療すればより収入が増える仕組みに変えることがなければ、同様の問題は繰り返し発生する。アトピー性皮膚炎のステロイド治療問題は、日本の医療制度が深部で強く影響している。この方面の改革も不可欠である。

2．アトピー性皮膚炎の定義

　日本皮膚科学会のもの、厚生省心身障害研究班のもの、外国のもの、いずれも大同小異であり、いずれかを参照すればいい。これらの診断基準の問題点は、アトピー性皮膚炎の自然治癒傾向を認めないことと、ステロイド依存性皮膚症の存在を認めず、これを鑑別診断に含めていないことである。

3．治療の前提

(1) アトピー性皮膚炎の原因は、表皮バリア機構不全など少し分かりはじめたが、まだまだ不明部分が多い。アレルギー説が蔓延しているが、確実なものはほとんどない。ダニアレルギーや食物アレルギーやその他のアレルギーでアトピー性皮膚炎が悪化するわけではない。

(2) アトピー性皮膚炎は不適切な治療をしなければ、成人までにほとんど消失する病気である。従って、むやみに怖がる必要はない。「早く治さないと大変になる」という医師の脅しに乗らず、ステロイドやプロトピックで早く治そうとしないことが重要である。作用の弱いステロイド（ランクがⅣやⅤ）やハロゲン化していないもの（ロコイド）では問題が起こりにくいように宣伝されているが、弱いものでも十分ステロイド依存性皮膚症は起こる。

(3) 皮疹の発症や増悪因子は個人により種々さまざまで、詳しい問診などで明らかにする必要がある。外的環境、内的環境、精神的環境、社会的環境など種々の要因があり、それぞれにつき細かく検討する必要がある（「第24章　アトピー性皮膚炎悪化あるいは改善遅延要因のチェックリスト」参照）。

(4) 治療の基本は、健康的な生活をすることである。すなわち、バランスのよい食事をし、適度な運動をし、十分な睡眠をとることである。乳児の場合、生後4ヵ月以降の母乳栄養を過信しないこと。人工のミルクや離乳食への早期変更が必要な場合が多い。食物アレルギーがない限り、食物制限の必要はない。家の掃除は普通に行えばよい。

(5) 乳幼児では、皮疹のない子どもと同じように遊ばせ、運動させ、育てることに心がける。親は子どもの湿疹に気を取られすぎないこと。うつる病気でもないし、「かわいそう」と思う病気でもな

い。子どもの自然治癒力に信頼を置くこと。

4．アトピー性皮膚炎の治療

(1) ステロイド使用経験のある患者の治療
① 現在、保湿剤も含め何も使用していない：「4.−(2) ステロイド未使用患者の治療」と同じ治療。滲出傾向のある部分やジクジクしているビラン潰瘍面のあるところには、ガーゼ保護をし、ガーゼが固着しなくなれば中止する。小児の場合、医師の観察の下で、痒みのある乾燥皮膚には、痒みが収まる場合だけ保湿剤を短期（2日以内）外用する。
② 現在、保湿（外用剤を使用）している
　ⓐ 発赤のない患者：引き続きそれまでの治療を続けてもよいが、保湿依存状態への移行の可能性を理解し、ステロイド未使用患者（4.−(2)）と同じ状態へ早期に移す。
　ⓑ 発赤のある患者：滲出傾向のある部分やジクジクしているビラン面のあるところにはガーゼ保護を続けながら乾燥を待つ。保湿剤は漸減から中止とする。
③ 現在、ステロイド使用中：ステロイド使用に満足している人以外はステロイドと保湿離脱に入る。満足している人は、将来の危険性を理解する。
　ⓐ 脱ステロイド・脱保湿方法：「第3章　脱ステロイド」「第4章　脱保湿」参照。
　ⓑ 仕事や美容上の問題で脱ステロイド・脱保湿できない人：「第3章、4.−(2)　小児、妊婦、接客業者など」と「第4章の7.−(3)④非露出部離脱」参照。

(2) ステロイド未使用患者の治療（第23章、3.参照）
ほとんどは乳児、幼児、小児患者が対象である。

① 幼小児：ステロイド外用を厳しく避ける。
  ＊新生児医療に携わる医療関係者に注意を喚起する目的で、産婦人科、小児科に対して、生命の危険がない限りステロイド外用剤を使用しないことを勧める。
② 乾燥肌：痒みがなければ放置。痒みがあっても基本的に放置。保湿剤で痒みが軽減するなら保湿剤使用し、痒み消失で中止。痒みが消えない場合は直ぐ保湿中止。
③ 掻破痕等：直径の大きさと亀裂の有無によって治療を変える。傷の数は問わない。傷が乾燥してくれば、できるだけ早期に保湿剤を中止しガーゼ保護のみに。ガーゼも徐々に中止の方向へ。
  ⓐ ＜5mm：放置でよい。痛みを訴える場合は保湿剤を薄く塗る。時にガーゼと包帯などで保護してもよい。涼しい季節は長袖・長ズボンで傷を隠すと掻破痕は減少する。
  ⓑ 5mm≦：ガーゼと包帯などで保護。包帯を巻くときは強く巻かず、また何重にも巻かない。末梢が浮腫となるあるいは暑くなるために、痛み痒みが増強する。ガーゼは自然に取れなければ、最長1週間はつけたままとする。入浴時ガーゼをつけたままでシャワーをするあるいは湯船につかる。自然に取れれば取るが、取れなければその上から洗う。それでも取れなければ、ガーゼをつけたまま風呂を出る。痛みのあるキレツの場合は、外用剤使用（プロペト、ワセリン、アズノール軟膏。細菌感染が疑われる場合は抗生剤内服とゲンタシン軟膏、フシジンレオ軟膏などを塗布）。
  ⓒ 特殊な皮疹：
    貨幣状湿疹、乳輪乳頭湿疹：亜鉛華軟膏や抗生物質軟膏が時に効果あり。
    丘疹の多発：互いに融合傾向の少ない5mmまでの尖った丘疹は接触皮膚炎に注意。接触物がないか考える。
    リング状に丘疹がつながった体部白癬様のリング状湿疹：抗真菌剤を使用しないこと。
④ 内服止痒剤：抗ヒスタミン剤（いわゆる抗アレルギー剤を含む）。小

児では大人より効果的。しかし可能な限り早期に中止すること。大人で口渇や便秘が強ければ、酸化マグネシウムなどの内服をはじめるか抗ヒスタミン剤を中止する。抗アレルギー剤で時に軽度の肝障害。

⑤ 掻破：掻くことを怖がらない。小児では掻破の抑制は精神的ストレスが大きく、逆効果。親が見ていないときに短時間に激しく掻くので、皮疹の悪化をもたらす。精神的不安定や不穏にもなる。大人では、最後の一掻きを我慢する。あまり強くない痒みによる習慣的掻破行動は、意識的に抑制できるようにする。日中は自由に掻破できないように手を抑制する。両手を使ったゲームをする。爪は尖りのないように短く切りそろえ、ヤスリで細かい尖りを削る。

⑥ 入浴：多くて1日1回。幼小児では週に1回でもよい。夏などに発汗の多いときには追加で1回の水シャワーはよい。冬などで乾燥の強い人は2〜7日に1回のみ石鹸を使用する。子どもでは下着を2〜3日連続で着る。顔を洗う場合を除き、皮膚の凹凸が目立たなくなるまでは石鹸を直接手につけて体を洗うことは避ける。痂皮などの下に入った石鹸が溶けるまでには時間がかかり、残ると皮膚に障害を与える。必ず、綿のタオルに石鹸を泡立ててタオルで体を洗う。洗う強さは、洗った後で滲出液がより多く出なければよい。分からなければ医師に聞く。

⑦ 食事：食物アレルギーはほとんどない。本当にあればほとんどが食後3時間以内に激しい症状が出る（蕁麻疹、下痢、喘息、血圧低下などが出れば、医師を急いで受診）。こういう症状がなければ何を食べてもよい。アレルギー検査で陽性だから陽性になった食べ物を食べてはいけない、という考え方は誤り。食物アレルギーは食べて起こるかどうかが判断基準。低蛋白血症だと湿疹は治りにくいので、乳児の離乳食は普通の子どもより早期にはじめ、同じように試す。心配なら一品ずつ試していく。卵白は他のものよりアレルギーの生じることが少し多いので試食は遅らせてもよい。試す

場合はゆで卵を作り、卵白より卵黄を先に試す。甘いものはだめとか和食がいいとかは根拠がない。甘いものでも洋食でもお菓子でも、量と質のバランスがよければ何を食べてもいい。アルコールやコーヒーなども、飲んで痒みが強くならなければ飲んでもよい。

⑧ 民間療法：勧めない。効くという根拠はない。プラセボ効果を期待するなら、高価なものでなければよい。ただし、精製が十分でなく不純物などで悪影響のあることがあり、危険なことがある。よく聞くものとしては、温泉療法、超酸性水、深層水など。野菜を食べないなどの偏食がある場合でサプリメントが必要な場合は、医薬品を入手すること。普通の食事をしていれば、ビタミンなどのサプリメントを余分に取る必要はない。テレビの宣伝のようにビタミンを飲んで突然元気になることはない。漢方も民間療法と同じと考えるべき。効くという証拠はほとんどない。漢方に副作用はないというのは誤りで、副作用はある。漢方の副作用としてしばしば偽アルドステロン症が上げられている。ミネラルコルチコイドが含まれていることを示す。脱ステロイド時にはナトリウム蓄積を促進させるので漢方は使用しない方がいい。また、幻の漢方外用薬として売られているものの中には、西洋医学で最も強いステロイドの入っていることが分かったものもあるので注意が必要。外用して翌日に強い効果の出るものはステロイド含有と考えるべき。

5．アトピー性皮膚炎の基本外用剤など

(1) プロペト、ワセリン、アズノール軟膏、ヒルドイドソフト、オリーブオイルなどの保湿剤。水洗い済みの乾燥させたガーゼ、包帯、網包帯（チュビファーストは使い方が難しい）
(2) ゲンタシン軟膏、フシジンレオ軟膏、亜鉛華軟膏

(3) 種々の抗ヒスタミン剤（抗アレルギー剤を含む。セレスタミンなどのステロイドを含むものは除外）

なお、ステロイド外用剤やプロトピック、ネオーラルは含むべきではない。ステロイド外用剤は緊急避難的使用程度と考えるべき。プロトピックはまったく使用しなくてよい。プロトピック離脱はステロイド離脱より困難である。

第28章　発疹学(皮疹の記載に関する決めごとを述べたもの)

　発疹学とは、皮疹の記載に関する決めごとを述べたものである。
　本書を読む場合に皮膚科の難しい言葉が出てくる。最も難しいのは皮疹の記述に用いられる発疹学上の言葉である。これを分かりやすく記述することを試みた。
　発疹学の定義は視診（見て診察）・触診（触って診察）・病歴聴取（聞いて診察）で得られる情報のみで行うべきである。既存の皮膚科教科書では、国の内外を問わず、この三つで表現しなければならないという制限を設けておらず、表現しにくいものについては病理組織学的検査や生化学検査などを行って初めて分かる内容を加えて説明している。発疹を説明するというのは、現にそこにある変化を肉眼で見て、手で触って、そして経過を聞いてどう把握するかであるので、視診・触診・病歴聴取以外で記述するのはごまかしであるだけでなく、形態学を標榜する皮膚科の怠慢であり敗北である。発疹が起こってくる原因を、最近急速に進んでいる分子生物学などを含め、これまでに蓄積されてきた病理組織学や生化学・生理学などを駆使して説明することは皮膚科にとって非常に有用であることは論を待たないし、またそうならなければならない。しかし、今そこにあるもの（皮疹）はその場で使えるもので情報を集め表現しなければならない。発疹は大きく原発疹と続発疹に分けられている。

1. 原発疹（一次的に出現する皮疹）

(1) 斑（macule）：皮膚色の異常。立体的変化を問わない。
　① 紅斑（erythema）：ガラス板で圧迫すると消える赤色。他の発疹に赤い色がついている場合、例えば丘疹に赤い色がついている

場合は「赤色丘疹」というべきで、「紅斑性丘疹」というべきではない。表現したい原発疹などの数が複数ある場合は、例えば、「紅斑を伴う丘疹」「丘疹を伴う紅斑」などというべきである。

紅斑の原因は血管の拡張である（紫斑の初期との区別が必要である）。

② 紫斑（purpura）：ガラス板で消失しない色の変化で、赤色・紫紅色・黄褐色・黄色と継時的に変化する。同一皮疹内でも色の変化の進み方にズレのある場合もある。

皮下出血を意味するが、時に紅斑を伴う色素沈着が紫色に見える場合がある。

③ 白斑（leukoderma）：白色の皮膚。色素がない状態の皮膚である。

④ 色素斑（pigmented spot）：ガラス板で消えない色の変化で、黒・褐色・灰紫色・青褐色・青色を呈するもの。色素の位置が皮表から深くなればなるほど青色調が強くなる。多くはメラニン色素であるが、出血でもこの色に見えるときがある。

(2) 丘疹（papule）：皮膚からの隆起で最大径が1cm以内のもの。湿疹で生じる隆起がこれ以上にならないのでこの大きさで分けている。

(3) 結節（nodule）：皮膚からの隆起で最大径が1cmを超え2～3cm以内のもの（最大径については若干のあいまいさがある）。

(4) 腫瘤（腫瘍）（tumor）：皮膚からの隆起で最大径が2～3cmを超えるもの。なお、「腫瘍」には増殖性のものという意味を付与する場合がある。

(5) 嚢腫（cyst）：内容物を透視しえない、弾力性のある、時には波動を感じる球形あるいは球形に近いもので、周囲に発赤がなく疼痛もない。圧迫による変形が短時間持続することに注意すべきである（例えば脂肪腫と表皮嚢腫の鑑別において表皮嚢腫は数秒間変形を持続させる）。超音波での鑑別が可能な場合がある。

(6) 水疱（vesicle, bulla）：透明あるいは淡黄色の内容物を透視しえ、弾力性のあるもの。水疱内腔の境界は隆起の途中にある。

(7) 膿疱（pustule）：乳白色・黄色・黄緑色の内容物を透視しえる弾

力性のあるもの。通常、周囲に自発痛あるいは圧痛がある。
(8) 膨疹(ぼうしん)(wheal, urtica)：鮮紅色・桃色・黄色・正常色の円形から地図状の扁平隆起で、時に辺縁のみに赤色を伴うことがある。爪による垂直方向の圧迫で、圧迫部に向かってなだらかな陥没を示す（膨疹・浮腫のない正常の皮膚では圧迫部から垂直に陥没し、陥没開始部は角張っている）。個疹は24時間以内に跡形なく消失する。

2. 続発疹(ぞくはつしん)（二次的に出現する皮疹）

(1) 表皮剥離(ひょうひはくり)(excoriation)・搔破痕(そうはこん)(scratch mark)：爪幅までの帯状あるいは点線状に配列する皮膚欠損で、多くは滲出液あるいは痂皮を伴う。深い場合は真皮にまで達し、出血をきたす（注意すべきは、苔癬化が強いと搔破しても滲出液しか出ず、苔癬化が軽くなると出血しはじめる。従って、出血しはじめると表皮がより薄くなっており、皮膚状態はより改善していることになる）。
(2) 糜爛(びらん)(erosion)：出血を伴わない皮膚欠損（表皮のみの欠損）。
(3) 潰瘍(かいよう)(ulcer)：出血を伴う皮膚欠損（真皮に達する皮膚欠損）。
(4) 膿瘍(のうよう)(abscess)：内容物を透視しえない、赤い、弾力性のあるもので、圧迫を解くと形はもとに戻る。強い痛みを伴う。
(5) 亀裂(きれつ)(fissure)：寄せればもとの形に戻る皮膚の線状の切れ目。皮膚欠損を伴わない（潰瘍を寄せると、寄せ合わせた線の両端で隆起が起こる）。
(6) 鱗屑(りんせつ)(scale)：皮膚に固着する白あるいは銀白色の薄い突起。多くは1mm以下だが、炎症後には大きいものもある。フケのようなもの。
(7) 痂皮(かひ)(crust)：白あるいは銀白色以外の色の、多くは淡褐色・褐色・黒色・暗赤色・緑色の、皮膚に固着する扁平あるいは突出するもの。かさぶたのこと
(8) 胼胝(べんち)(callus)：低いドーム状の隆起で、隆起の全部分で表面よ

り透視しうる層がある。透視しうる最下層は皮面と同じで、透視しうる最外層は隆起の最外層に一致する。頻回の摩擦によりできたものである（魚の目〔鶏眼(けいがん)〕の場合は中央に向かうにつれて深くまで透視しえる）。

(9) 瘢痕(はんこん)（scar）：傷の跡で正常色から桃色・桃褐色。正常皮膚より硬い。隆起しているものの多くは赤色で、皮膚と同じ高さか陥没していれば正常色から白色である。皮膚付属器（毛）は見えない。

(10) 萎縮(いしゅく)（atrophy）：皮膚が陥没している。表皮が萎縮すれば桃色調を示し、細い血管が見え、0.5mm程度段差があるように陥没している。真皮の減少では周囲の皮膚色と変わらずに滑らかに段差を形成して陥没している。皮下脂肪の萎縮では、正常色で、中央に向かいなだらかに陥没している。

(11) 局面(きょくめん)（plaque）：径1cm以上のおおむね扁平な隆起で、細かい凹凸不正などの表面の形態性状を問わない。

(12) 苔癬化(たいせんか)（lichenification）：最大径が数cmの低いドーム状隆起で、その表面は、細い網目状のシワで境界される5mm程度の類菱形のかすかな隆起で覆われている。胼胝のように透視しえない。慢性の掻破によって生じる。

終章　エピローグ

　何の病気でステロイドを使用しはじめたかは不明であるが、明らかにアトピー性皮膚炎のない患者が紹介されてきた。顔面皮膚の萎縮や毛細血管の拡張があった。多くの皮膚科医を受診し、ステロイドを使用して効果がなくなってきていたので、ステロイド依存性皮膚症であることは一目瞭然であった。ステロイドと保湿離脱で安定し、もう受診の必要はないことを告げると、患者は言った。「いくつもの皮膚科を受診し、種類は違ってもいつもステロイド外用を指示され、何年もステロイドを外用してきた。しかし、ちっともよくならなかった。中止して、2〜3ヵ月で何も皮疹がなくなってしまうとは、一体どういうことなのでしょう。これまで何年にもわたって行ってきた私に対する治療は、一体何だったんでしょうか」と。このように、アトピー性皮膚炎でない患者にもステロイド依存性皮膚症は存在し、これで苦しんでいる皮膚科患者は少なくない。

　アトピー性皮膚炎の場合は、上記の「何年もステロイドを外用してきた」が「何十年もステロイドを外用してきた」に置き換わる場合が少なからず存在する。そして入院してのステロイドと保湿離脱治療の場合には、治らない何十年のステロイド治療に対して1ヵ月半ほどの治療で社会復帰できるまでによくなるのである。この何十年ものステロイド治療にどれほどの悔しさがあるかを思ってみると、一皮膚科医として非常に複雑な感情に襲われた。

　長い年月の間にアトピー性皮膚炎患者は多くの医療機関を受診する。アトピー性皮膚炎患者が主治医をしばしば替えることを、医師側はドクターショッピングと呼び、これを嫌っている。私の経験の中で、患者の個人的性格によって患者自身が考える結論を得るまでは主治医を何度も替えようとしているように見える人は存在した。しかし、アトピー性皮

膚炎患者のドクターショッピングは個人的性格によるものとして同列に置くわけにはいかない特徴がある。アトピー性皮膚炎を診るのが皮膚科医であるという特殊性にもよるが、視診（見て診察する）による診断が主であり、マニュアルに沿ってステロイド外用を指示し、処方する。患者が日常生活などで注意するべきことを聞こうとすると、指示通りにステロイドを外用すればよくなると言い、あっけなく診察は終わる。経過観察中にステロイドの問題点と思われる内容について患者が何かを言い出すと、医師はステロイドをきちんと外用しないからよくならないのだと言い、嫌そうな顔をして、早々と診察を終るあるいは二度と来るなと言う。このような実情の中で、予断や偏見なしに皮膚に現れている事実をありのままに診察してくれる医師を求めて、患者は医師を替える。だから、医師を変える回数が普通とはまったく違い、非常に多くかつ日本全国あちこちを訪ねる。私の所を受診する人々の受診医療機関数は驚くほど多く、いちいち聞き出すことも困難である。

　ドクターショッピングという言葉は医師の所へ「行く」ことが表現されているが、次のことが抜けている。次の所へいくためには今の所から「去る」必要がある。「行く」ことと「去る」ことがあってドクターショッピングは成り立つのであるが、主要な要因は「去る」方である。患者は基本的には主治医を替えたくはないのである。従って、医師はドクターショッピングと皮肉交じりに言う前に、ドクターリジェクティング（doctor-rejecting）であることを肝に銘じるべきである。

「ステロイドの効果がないという患者は外用量が少ないため」とまじめな皮膚科医でも言う。たしかに、多く外用すればあるいは強いステロイドを使用すれば一時的によくなることは承認する。しかし、「同じように外用していても効果がなくなってきている」と不安になった患者に対して、ステロイド依存症を承認しない医師は、「悪化している皮疹をただ単に本来のアトピー性皮膚炎の炎症を抑えきれていないため」としか考えない。本当にまじめな医師になるにはあと一歩である。「悪化皮疹は本来のアトピー性皮膚炎の皮疹であろうか」と自問すればその答えが現れ、最後に必要な一歩が獲得できるであろう。多くのまじめな皮膚科

医にこのことを期待したい。

　脱ステロイド・脱保湿療法は本書旧版によって少し広まったがまだはじまったばかりである。今後もさらに多くの改善しなければならない課題や分かっていない問題が多く残っている。新版を二つ目の区切りとして、さらに観察と研究と脱ステロイド・脱保湿療法を広める運動を重ねて行きたいと考えている。

　本書作成にあたって柘植書房新社の上浦英俊氏と松下孝一氏に大変お世話になりました。記して謝意を表します。

【用語解説】

【あ】

ICU（アイ・シー・ユー）：集中治療部

亜鉛華軟膏（あえんかなんこう）：酸化亜鉛を含む油脂性の白い軟膏

アトピービジネス：アトピー性皮膚炎を食い物にしてえげつなく金を儲ける商売

網包帯（あみほうたい）：ゴムで伸び縮みし、伸ばすと編み目の筒となる包帯

アトピー性皮膚炎：乾燥した皮膚を持ち、肘や膝の内側に痒みの強い少し盛り上がった湿った湿疹が生じる病気で、親から子に遺伝する傾向がある

アナフィラキシー：強いアレルギー反応で、蕁麻疹、嘔吐、下痢、血圧低下、呼吸困難などが起こる

アルドステロン：ナトリウムを貯留し、血圧を上げるように働くホルモン。ミネラルコルチコイドのこと

異汗性湿疹（いかんせいしっしん）：指と指が接する部分に漿液性丘疹が起こる痒い病気

閾値（いきち）：境界の値

萎縮（いしゅく）：薄くなっていること

一次刺激性皮膚炎（いちじしげきせいひふえん）：アレルギーでない単なる刺激による皮膚の炎症。アレルギーで起こるものをアレルギー性皮膚炎と言う

遺伝子発現レベルの調節（いでんしはつげんレベルのちょうせつ）：細胞が蛋白質などの合成をする時に、その量を遺伝子が調節すること

インスリン：血糖値を調節するホルモン

ACTH（エー・シー・ティー・エッチ）：副腎皮質刺激ホルモン。刺激により、グルココルチコイドであるコーチゾールを副腎皮質より分泌させる

エピジェネティックな機構：核酸DNAの塩基配列（ACGTの並び方）に依存しない染色体の変化による遺伝子発現制御機構

嘔吐（おうと）：胃の中のものを戻すこと

【か】

外胚葉（がいはいよう）：人の受精卵が何回か分裂した時の外側の細胞群で、将来皮膚などを構成する部分

解剖学（かいぼうがく）：生体の構造についての学問

覚醒中枢（かくせいちゅうすう）：目覚めているように指示する脳の部分

角層（かくそう）：皮膚の最外層で垢(あか)になる部分
痂皮（かひ）：かさぶた
貨幣状湿疹（かへいじょうしっしん）：表面に小さなでこぼこのあるコイン大で少し
　　　　　　ドーム状のジクジクした湿疹
カポジ水痘様発疹症（カポジすいとうようほっしんしょう）：単純ヘルペスが広範に広
　　　　　　がったもの
顆粒細胞層（かりゅうさいぼうそう）：表皮の上層で角層の下
カルシノイド症候群（カルシノイドしょうこうぐん）：偽の癌腫により消化器症状や
　　　　　　皮膚症状が出る
偽アルドステロン症（ぎアルドステロンしょう）：アルドステロンが過剰に産生され
　　　　　　ているのと同じ症状を示す状態。ナトリウムが増え、カリウムが減る
基底細胞層（きていさいぼうそう）：表皮の最下層
急性副腎不全（きゅうせいふくじんふぜん）：ステロイドホルモンが突然不足するこ
　　　　　　とによる全身的に危険な状態
経表皮水分漏出（けいひょうひすいぶんろうしゅつ）：表皮を通して漏れ出る水分
血管透過性（けっかんとうかせい）：血管から血液成分が漏れ出る性質
月経（げっけい）：女性の生理、メンス
下痢（げり）：腹下し
倦怠（けんたい）：体がだるいこと
抗原特異的（こうげんとくいてき）：免疫を起こすある特定の物質に厳密に限定さ
　　　　　　れているということ
高ナトリウム血症（こうナトリウムけっしょう）：血液中のナトリウム濃度が高くな
　　　　　　り精神神経症状を起す病態
紅皮症（こうひしょう）：全身の皮膚が赤い状態
抗利尿ホルモン（こうりにょうホルモン）：尿として水を排泄させないように働く下
　　　　　　垂体後葉から出されるホルモンで、人ではアルギニン・バゾプレッシ
　　　　　　ン（Arginine Vasopressin）のこと
コーチゾール：副腎皮質ホルモンでグルココルチコイドのこと

【さ】
シクロスポリン：サンディミュンという化学名の内服免疫抑制剤で、腎臓移植な
　　　　　　どに使用する。ヘルパーT細胞の機能を特異的に抑制する
視床下部・下垂体・副腎系（ししょうかぶ・かすいたい・ふくじんけい）：体のホルモン
　　　　　　を調節する一連の働きをする内分泌系で、視床下部と下垂体は脳の
　　　　　　中枢にあり、副腎は腎臓の上にある
嗜癖（しへき）：強い依存状態あるいは中毒状態
漿液性丘疹（しょうえきせいきゅうしん）：頂上に小さな水疱を伴う5mm程度の盛り

　　　　　　上がり
褥瘡（じょくそう）：床ずれ
脂漏性皮膚炎（しろうせいひふえん）：皮脂が多く出されるために生じる皮膚の炎
　　　　　　症
脂漏部位（しろうぶい）：皮脂の多くでる部分で眉間、鼻尖、鼻の横の皺部分等を
　　　　　　意味する
神経反射（しんけいはんしゃ）：ある刺激に対して意識せずに特定の行動を取るこ
　　　　　　と
滲出液（しんしゅつえき）：皮膚の傷から漏れ出る淡黄色透明の粘性液体。固まる
　　　　　　と痂皮となる
尋常性乾癬（じんじょうせいかんせん）：雲母のような痂皮をつける紅斑を主体とす
　　　　　　る皮膚病
尋常性痤瘡（じんじょうせいざそう）：にきび
浸透圧（しんとうあつ）：濃度の薄い液体の水分が膜を通して濃い液体へ染み透る
　　　　　　強さ
心不全（しんふぜん）：心臓の機能が低下して血液が全身に十分送れない状態
腎不全（じんふぜん）：腎臓で血液の老廃物などを十分に排泄できず、それらが血
　　　　　　液中に溜まる病気
睡眠中枢（すいみんちゅうすう）：眠るように指示する脳の部分
ステロイド：副腎皮質から分泌されるホルモンで、糖代謝ホルモンのグルココル
　　　　　チコイドと鉱物代謝ホルモンのミネラルコルチコイドに大別される。
　　　　　グルココルチコイドは炎症や免疫を抑える作用があり、ミネラルコル
　　　　　チコイドは電解質のナトリウムを貯留させる働きがある。本書で問題
　　　　　となっているホルモンはグルココルチコイドであるが、これにはミネ
　　　　　ラルコルチコイドの作用が少しある。ミネラルコルチコイドにはグル
　　　　　ココルチコイドの作用が少しある。外用ステロイドのほとんどは、副
　　　　　腎皮質で作られるグルココルチコイドであるコーチゾールよりはるか
　　　　　に強い作用がある。
スーパー抗原（スーパーこうげん）：黄色ブドウ球菌が作る病原性毒素で、Ｔ細胞
　　　　　リンパ球が通常認識する特異的な抗原を認識し活性化する方法ではな
　　　　　く（この場合は活性化されるＴ細胞の数は少ない）、膨大な数のＴ細胞を活
　　　　　性化させる抗原を言う
生化学的代謝過程（せいかがくてきたいしゃかてい）：生体内の化学分子が合成や分
　　　　　　解を受ける過程
成人型アトピー性皮膚炎（せいじんがたアトピーせいひふえん）：本来のアトピー性皮
　　　　　膚炎とステロイド依存性皮膚症を合併した病的状態で、必ずしも成人
　　　　　だけにあるのではなく、幼児にも起こりうる。新版から難治化アト

ピー性皮膚炎と変名
成人期アトピー性皮膚炎（せいじんきアトピーせいひふえん）：本来の（ステロイド使用経験のない）アトピー性皮膚炎が成人期に出ている状態
静水圧（せいすいあつ）：水の重さのよる圧力
生物時計（せいぶつどけい）：生物の細胞がいろいろな方法で時刻を知る能力
癤（せつ）：おでき
搔破痕（そうはこん）：掻き傷
瘙痒（そうよう）：痒みのこと

【た】
胎児期（たいじき）：赤ん坊がお腹の中にいる時期
苔癬化局面（たいせんかきょくめん）：慢性的に掻破してできた扁平に盛り上がったもの
治験（ちけん）：新しい薬の効果を判定するための治療実験。これをすると研究者に研究費が入る
肘窩膝膕（ちゅうかしつこく）：肘の内側と膝の裏側。肘窩膝窩ともいう
虫刺症（ちゅうししょう）：虫刺され
適応性増殖調節不全症候群（てきおうせいぞうしょくちょうせつふぜんしょうこうぐん）：環境に順応しつつ細胞が増殖する際に上手に適応できない（皮膚の）病気の一群。私が考えるアトピー性皮膚炎の病態
伝染性膿痂疹（でんせんせいのうかしん）：とびひ

【な】
ナトリウム利尿剤（ナトリウムりにょうざい）：ナトリウムを再吸収させずに尿量を増やす薬
難治化アトピー性皮膚炎（なんちかアトピーせいひふえん）：本来のアトピー性皮膚炎とステロイド依存性皮膚症を合併した病的状態で、必ずしも成人だけにあるのではなく、幼児にも起こりうる。旧版では成人型アトピー性皮膚炎と表記
乳輪（にゅうりん）：乳頭の周りの黒い部分。乳暈（にゅううん）ともいう
尿路結石症（にょうろけっせきしょう）：腎臓で作られた尿が出て行く管に石が詰まる病気

【は】
白癬（はくせん）：水虫のことで、皮膚真菌感染症の一つ
白内障（はくないしょう）：眼のレンズ蛋白質が変性し、白く濁って視力が落ちる病気

白血病（はっけつびょう）：血液の白血球の癌
皮丘（ひきゅう）：細いしわに囲まれた2〜5mm大の皮膚区画
皮疹（ひしん）：皮膚にできている病的状態の総称
鼻唇溝（びしんこう）：鼻の横の皺部分
ヒスタミン：肥満細胞から出される痒みを起こす主要な物質
肥満細胞（ひまんさいほう）：ヒスタミンなどを分泌する細胞
瀰漫性（びまんせい）：広範であること
病態生理学（びょうたいせいりがく）：病気が起こっている状態を説明する学問
表皮内汗管（ひょうひないかんかん）：表皮の中にある汗の管
ピロカルピンテスト：ピロカルピンを皮内注射すると、1〜2分以内に注射部位
　　　　　　　周囲に発汗が起こる。その現象を調べるテスト
不感蒸泄（ふかんじょうせつ）：目に見えない皮膚からの水分蒸発
浮腫（ふしゅ）：皮膚などの臓器に余分に水分が溜まること
プロトピック：腎臓移植などで起こる免疫学的拒絶反応を抑えるFK506といわれ
　　　　　　る薬物を外用剤にした外用免疫抑制剤。ヘルパーT細胞の機能を特異
　　　　　　的に抑制する
プロラクチン：乳汁分泌ホルモン
ヘルパーT細胞：免疫を担当するリンパ球（大きくT細胞とB細胞に分かれる）の一
　　　　　　種で、B細胞に抗体産生の刺激を与えるなどの働きを持つ
保湿（ほしつ）：皮膚の表面を湿った状態にすること
ホメオスターシス：生体をある一定の安定した状態に置こうとする働き

【ま】

免疫寛容（めんえきかんよう）：免疫現象が起こらない状態
毛細血管（もうさいけっかん）：皮膚の表面近くにある一番細い血管
毛嚢炎（もうのうえん）：毛穴の炎症

【や】

有棘細胞層（ゆうきょくさいぼうそう）：表皮の中間にある層
痒疹（ようしん）：長径0.5〜3cm程度までの硬い扁平な隆起で、頂上にはしばし
　　　　　　ばビランがある。強い痒みを伴う
羊水（ようすい）：胎児を浮かべている母親のお腹の水

【ら】

落屑（らくせつ）：鱗屑やかさぶたが皮膚から落ちること
理学療法（りがくりょうほう）：運動のこと
鱗屑（りんせつ）：角層のはがれたもので、フケのようなもの

鱗屑痂皮（りんせつかひ）：大きな鱗屑に滲出液がしみ込んだ黄色から茶褐色のかさぶた
リンパ球（リンパきゅう）：免疫を担当する細胞で大きくはＴ細胞とＢ細胞に分かれる
レニン：血圧を上げるように働く酵素
連圏状（れんけんじょう）：いくつかの輪がつながった状態

■佐藤　健二（さとう　けんじ）

大阪大学医学部皮膚科講師（1992年1月〜）、名古屋市立大学医学部皮膚科助教授（1994年5月〜）、公立学校共済組合近畿中央病院皮膚科部長（2000年4月〜）、2008年4月より阪南中央病院皮膚科部長

日本皮膚科学会認定皮膚科専門医

2008年3月まで大阪大学医学部臨床教授、兵庫医科大学臨床実習教授を務める

■著書

『赤ちゃん・子どものアトピー治療――ステロイドにNO！を』共著、子どもの未来社、2010年

〈新版〉患者に学んだ成人型アトピー治療
　　　――難治化アトピー性皮膚炎の脱ステロイド・脱保湿療法

　　　　　　　　　2015年1月10日第1刷発行　定価2400円＋税
　　　　　　　　　2023年9月20日第5刷

著　　者　　佐藤健二
発　　行　　柘植書房新社
　　　　　　〒113-0001　東京都文京区白山1-2-10-102
　　　　　　TEL 03（3818）9270　FAX 03（3818）9274
　　　　　　URL https://www.tsugeshobo.com
　　　　　　郵便振替00160-4-4113372
印刷・製本　創栄図書印刷株式会社

乱丁・落丁はお取り替えいたします。　　　ISBN978-4-8068-0665-3　C0047

JPCA 本書は日本出版著作権協会（JPCA）が委託管理する著作物です。
日本出版著作権協会 複写（コピー）・複製、その他著作物の利用については、事前に
http://www.jpca.jp.net/ 日本出版著作権協会（電話03-3812-9424，info@jpca.jp.net ）の許諾を得てください。

ステロイドを使わない
アトピー治療をめざして

アトピー・ステロイド情報センター編
四六判並製／248頁／定価1800円＋税
ISBN4-8068-0452-5

ステロイド治療がはじまりはや40年。治療現場で混乱が続く中、「ステロイド適正使用肯定論」でなく、「アトピービジネス」でなく、ステロイドを使わないアトピー治療の実践を、協力する医師のリスト、患者の声をまとめる。

ステロイドを止めた理由

アトピー・ステロイド情報センター／住吉純子編著
四六判並製／268頁／定価1800円＋税
ISBN4-8068-0395-2

アトピー・ステロイド情報センターの活動の中で寄せられた会員たちの壮絶なアトピーやステロイド離脱との闘いの記録。ステロイド依存を乗り越え、アトピーと向き合って生きる道を模索してきた。その実践記録。

ステロイド依存

深谷元継著
Ａ５判並製／176頁／定価1700円＋税
ISBN4-8068-0425-8

アトピー性皮膚炎患者がステロイド離脱をめざすにあたっての実践的な情報を提供。ステロイドではない治療を実践する医師が、患者さんたちの協力で21名196枚の離脱経過カラー写真、初診までの数年間の経過を収載する。

子どもの体が危ない！　運動期障害
発見、対応、そして予防まで

柏口新二編著　梅村悟・笠次良爾著
Ｂ５判並製／112頁／定価2000円＋税
ISBN978-4-8068-0731-5

どうして学校で運動器検診が必要なのか？　学校での運動器検診で現れた結果と課題について言及する。今、子どもたちに起きている運動能力の低下、その原因を探り、成長期の障害対応を考える。

増補 アナフィラキシー
原因・治療・予防

角田和彦（かくたこども＆アレルギークリニック院長）著
Ａ５判並製／192頁／定価2200円＋税
ISBN978-4-8068-0719-3

アレルギーの暴走＝アナフィラキシーショック、それは死に直結する疾患です。近年ようやく食物アレルギーが認知されたが、その対応はまだ混乱しているのが現状。食物アレルギーを臨床の場から30年にわたって診てきた著者によるその危険性と予防を提示。

改訂 おうちでできる発達障害のある子の子育て

丹野節子（「きらっと」たんの個別支援教室）著
Ｂ５判並製／152頁／定価2400円＋税
ISBN978-4-8068-0729-2

発達障害のある子にとって日々の生活のしづらさ（つまずき）は多様。本書は、朝から夜までの一日の生活場面に沿いながら、「言葉・コミュニケーション」「社会性」を親子で育てあう手がかりをイラストとともにわかりやすく提示。「かゆいところに手が届く」ちょっとしたヒントが満載。

トミーの夕陽

鶴島緋沙子著
四六判上製／256頁／定価1700円＋税
ISBN4-8068-0397-9

読者に限りない癒しを与えてくれる。何の悲しみも不幸にも無縁で生きている人は、今の世にはいない筈だ。その人たちが傷ついた心を癒されることを想像するとき、思わず私の瞼は熱くなってくる（瀬戸内寂聴）「学校Ⅲ」原作。

「トミーの夕陽」がまた昇る

鶴島緋沙子著
四六判上製／256頁／定価1800円＋税
ISBN4-8068-0397-9

山田洋次監督の名作、学校シリーズに描かれた小説『トミーの夕陽』から二十三年、弱者に寄り添う視線をずらすことなく鶴島緋沙子さんは書き続けている――瀬戸内寂聴。

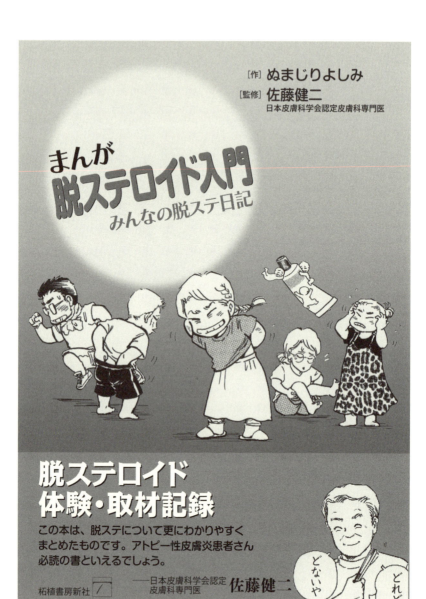